질과 골반이 건강해야 여자가 행복하다

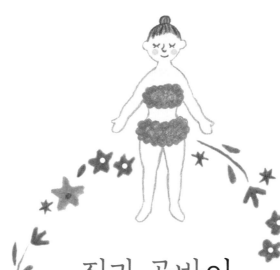

질과 골반이
건강해야
여자가
행복하다

세키구치 유키 감수

조사연 옮김

시그마북스
Sigma Books

질과 골반이 건강해야 여자가 행복하다

발행일 2020년 5월 15일 초판 1쇄 발행
감수 세키구치 유키, YUKO, 갈루아즈 가오리
옮긴이 조사연
발행인 강학경
발행처 시그마북스
마케팅 정제용
에디터 최윤정, 장민정, 장아름
디자인 김문배, 최희민

등록번호 제10-965호
주소 서울특별시 영등포구 양평로 22길 21 선유도코오롱디지털타워 A402호
전자우편 sigmabooks@spress.co.kr
홈페이지 http://www.sigmabooks.co.kr
전화 (02) 2062-5288~9
팩시밀리 (02) 323-4197
ISBN 979-11-90257-47-3 (03510)

staff
イラスト　竹永絵里 (https://takenagaeri.com/)
デザイン　阿部美樹子
執筆協力　圓岡志麻
編集協力　有限会社ヴュー企画 (須藤和枝、山角優子)

ATATAKAKUTE SHINAYAKA NA 'CHITSU TO KOTSUBAN' GA KARADA TO KOKORO WO
SHIAWASE NI SURU.
Copyright ⓒ NIHONBUNGEISHA 2019
All rights reserved.
First original Japanese edition published by NIHONBUNGEISHA Co., Ltd.,
Korean translation rights arranged with NIHONBUNGEISHA Co., Ltd.
Through CREEK & RIVER ENTERTAINMENT Co., Ltd.

* **시그마북스**는 (주)**시그마프레스**의 자매회사로 일반 단행본 전문 출판사입니다.

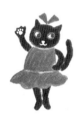

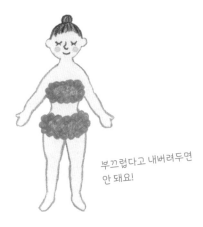

부끄럽다고 내버려두면
안 돼요!

잦은 컨디션 불량이 질과 골반 때문일지도 모른다고?

우리나라 여성은 세계 여느 나라 못지않게

패션과 미용, 건강에 관심이 많습니다.

그런데 이상하게도 특정 부위를 관리하는 데는 유난히 무관심합니다.

바로 '질과 골반'입니다.

부끄럽다며 외면하거나 함부로 다루는 여성을 보면

정말 안타까울 따름입니다.

질과 골반을 소홀히 했다가는 냉증에 생리 관련 질환에 섹스리스까지,

머잖아 온갖 고민의 소굴이 될지도 모릅니다.

질·골반 관리, 앞서가는 여성은 이미 하고 있다

질과 생식기를 품고 있는 골반은
생명의 '근원'이 되는 곳인 만큼 여성에게 무척 중요합니다.
따라서 피부 관리나 다이어트 이상으로
보습, 마사지, 운동을 해주어야 합니다.
서양에서는 질 관리가 매우 일반적입니다.
요즘 들어 우리나라에서도 그 중요성이 알려지기 시작하면서
정보에 민감한 여성들을 중심으로
질과 골반 관리가 서서히 퍼지고 있습니다.

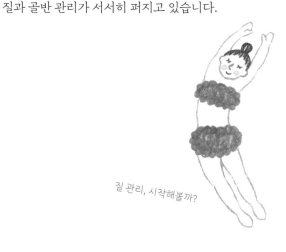

질 관리, 시작해볼까?

질과 골반은 몸의 핵심. 이곳을 관리하면 모든 문제가 해결된다!

사실 여성의 경우, 컨디션이 안 좋은 거의 대부분의 이유가 '질' 때문입니다.

질이 차갑고 건조하면 여성호르몬 균형이 깨지고

스트레스와 심신의 안정을 조절하는 자율신경에도 문제가 생깁니다.

자율신경계의 이상은 생리전증후군^{PMS; premenstrual syndrome}이나 생리통 등

생리 관련 컨디션 난조를 초래하고 나아가

얼굴 화끈거림, 어지럼증, 가슴 두근거림 등의 증상이 나타나기도 합니다.

또 질이 차가우면 혈류가 정체되어 근육 뭉침과 쇠약, 대사 저하,

자세 불량 등 컨디션이 계속 저조해

몸이 처질 수밖에 없습니다.

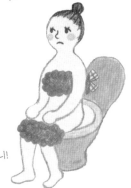

컨디션이 안 좋은 이유가
질과 골반 때문이었다니!

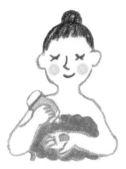

영원히 아름다웠으면
좋겠어

질·골반 관리, 젊고 아름다운 삶의 비결!

질과 골반은, 말하자면 여성의 건강을 좌우하는 존재입니다.

질과 골반이 건강하면 그 에너지가 온몸으로 퍼져

몸 전체에 힘이 넘칩니다.

몸이 따뜻해지고 혈액순환이 좋아집니다.

여성 특유의 질병이나 컨디션 난조도 개선되며,

얼굴색과 탄력도 돌아옵니다.

질과 골반을 소중히 가꾸는 일이야말로

변함없는 아름다움을 유지하는 비결인 셈이지요!

> 질과 골반을
> 부드러운 온기로
> 채우는 관리법,
> 지금 바로 시작하자

우선은 질은 촉촉하게!

아무 관리도 하지 않으면 질은 약해지기 마련입니다.

질이 약해졌다는 말은, 메마르고 건조해졌다는 의미입니다.

질 냉증과 혈류 정체로 수분과 영양이 제대로 공급되지 않기 때문이지요.

질이 건조하면 면역력이 떨어지고 세균 감염이 잘 되어

질염, 요도염, 방광염 등 질환에도 쉽게 노출됩니다.

이 책에서 소개하는 올바른 질 세정과 보습법, 오일 마사지를 꾸준히 하면

질이 촉촉한 상태로 돌아옵니다.

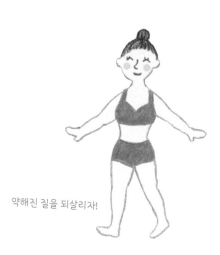

약해진 질을 되살리자!

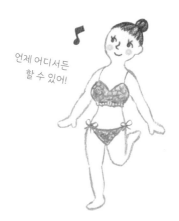

언제 어디서든
할 수 있어!

골반저근 강화 운동으로 질 신축성을 높이자

질 냉증은 여성생식기를 지탱하는 골반저근에도 나쁜 영향을 끼칩니다.

골반저근은 하반신과 상반신을 잇는 중요한 근육입니다.

이 근육이 약해지면 요실금, 변비 등이 생기고

똥배, 새우등 등 신체에도 영향을 미칩니다.

또 기분 좋은 섹스를 위해서도 골반저근은 매우 중요합니다.

근육은 나이가 들수록 약해질 수밖에 없습니다.

골반저근 강화 운동으로 처지고 늘어난 질을

신축성 좋은 질로 건강하게 만들어봅시다.

몸과 마음을 정돈시키는 골반 요가

골반은 자궁, 난소 등의 여성생식기 외에도 장, 방광 등
여러 장기를 받쳐주는 몸의 중심입니다.
하지만 평소 자세가 좋지 않으면 쉽게 비뚤어지고
질에도 나쁜 영향을 미칩니다. 또 비뚤어진 상태로 계속 방치하면
깊은 호흡을 할 수 없게 되어 몸에 피곤이 쌓입니다.
뿐만 아니라 질 냉증, 생리통 등을 일으켜 컨디션이 저하되기도 합니다.
이 책에서 소개하는 골반 요가를 꾸준히 하면 골반이 제 위치를 찾아
질 냉증 등의 증상이 개선되고 결과적으로 성기능도 향상됩니다.
요가 자세를 잘 조합해 자신만의
전용 프로그램을 만들어보길 바랍니다.

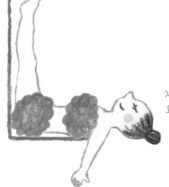

자세는 간단하지만
효과는 최고!

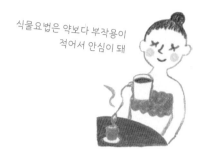

식물요법은 약보다 부작용이
적어서 안심이 돼

식물의 힘으로 여성 에너지를 끌어올리자

식물은 질 관리와 골반저근 강화 훈련, 골반 요가 등과는
다른 형태로 여성을 관리해줍니다.
건강에 대한 고민을 직접적으로 해결하길 원한다면
식물요법에 관심을 가져보세요.
이 책에서는 식물이 가진 힘을
일상생활 속에서 효과적으로 섭취하는 방법을 소개합니다.
식물요법은 심신의 컨디션 저하나 트러블을 개선해
건강을 유지·증진시키는 든든한 지원군입니다.

들어가는 말

'질'은 참으로 신비롭습니다. 그런데 평소 우리는 '질'의 존재를 거의 의식하지 않고 살아갑니다. '질'을 의식하는 순간이라고 해봐야, 생리, 섹스, 출산 정도입니다. 즉, 생식 관련 행동이나 현상과 마주하는 순간에야 비로소 여성은 '질'을 의식하는 것이지요. 그러나 적어도 여성이라면 생식과 관련이 없는 순간에도 '질'을 의식하며 생활해야 하지 않을까, 하는 것이 이 책의 주제입니다.

사실 '질'과 '외음부^{외부에서 보이는 여성생식기 부분}'는 여성의 제2의 얼굴이라고 해도 지나치지 않습니다. 그러니 자신의 인생이 더욱 풍성해지길 원한다면 여성 스스로 늘 '질'에 관심을 가지고 스스로 관리해야 마땅합니다. 남의 일이라는 식으로 생각하면 결코 안 됩니다.

조금 의학적으로 설명하자면, 여성의 방광·자궁·직장 등 내장을 지탱하는 곳을 골반저^{骨盤低}라 합니다. 골반저는 치골에서 좌골 사이에 있으며 골반저근군^{骨盤低筋群}과 근막·인대·피하조직 등으로 구성되어 있습니다. 그 안을 질, 요도, 항문이 관통하고 있는데, 이것이 여성 하반신의 대략적인 모습입니다.

골반저는 배설과 내장 지지라는 두 가지 기능을 담당합니다. 그 힘이 선천적으로 약한 사람이 있는가 하면, 출산으로 약해진 사람, 40대에 접어들면서 운동이 부족해 약해진 사람, 폐경으로 여성호르몬이 감소하면서 피하조직의 콜라겐이 감소해 약해진 사람도 있습니다. 골반저에 생기는 문제를 골반저장애라고 부르는데, 골반저장애의 대표적 증상에는 자궁 등 장기가 질 밖으로 나오는 골반 장기 탈출증과 요실금이 있습니다.

요즘은 폐경 후 여성호르몬 감소로 외음부에서 일어나는 문제를 GSM^{폐경}

생식비뇨기증후군, Genitourinary Syndrome of Menopause 이라고 부릅니다. GSM의 증상은 음부 가

려움증과 위화감, 빈뇨와 요실금, 성교통 등입니다.

즉, 골반저장애는 GSM으로 인해 증상이 더 악화합니다. 골반저장애와 GSM
은 올바른 방법으로 꾸준히 관리하면 70~80퍼센트는 예방할 수 있거나 증상
이 개선됩니다.

이 책은 골반저장애와 GSM을 예방할 수 있는 '질과 골반을 관리하는 다섯
가지 방법'에 대한 풍부한 지식을 담고 있습니다.

이 책을 제작하기 위해 요가 인스트럭터인 YUKO 씨, 프랑스에서 식물요법
사로 활동 중인 갈루아즈 가오리 씨가 협력해주셨습니다.

우선은 이 책을 일독한 뒤 책 속 '질과 골반 관리'를 무리하지 않는 선에서
조금씩 자신의 생활 속에 적용해보길 바랍니다.

'여성 인생 100년 시대'를 건강하고 풍성하게 살아가기 위한 준비는 빠르
면 빠를수록 좋은 법이니까요.

2019년 8월 22일 늦더위가 남은 요코하마에서

여성 의료클리닉 LUNA그룹 이사장 여성 비뇨기과의

세키구치 유키

차례

PART 3 몸이 편안해지는 건강 지식

PART 4 심신의 안정, 식물에서 답을 찾다

부록 스페셜 관리법으로 아름다움의 격을 높인다

PART 1

질과 골반
이야기

자신의 민감 부위, 자세히 들여다본 적이 있나요?
잘 보이지도 않고, 부끄럽잖아!
이렇게 생각하는 사람도 많겠지요?
하지만, 사실 질 주변과 골반은
여성의 건강을 좌우하는 매우 중요한 곳입니다.
PART 1에서는 여성의 몸속 비밀에
한걸음 더 다가가보려고 합니다.

질은 따뜻하고
촉촉해야 좋다

질 건강, 어디까지 생각해봤나요?

당신은 평소 몸의 촉촉함에 얼마나 관심을 기울이나요?

개중에는 피부가 조금 까칠해졌다 싶으면 바로 마스크 팩이나 앰플을 꺼내 관리하는 사람도 많을 것입니다. 그런데 사실 피부보다 훨씬 더 신경 써야 하는 것이 '질'입니다. 왜냐하면 질이 늘 촉촉하고 부드러운 상태를 유지해야 몸과 마음의 건강뿐 아니라, 젊음, 아름다움도 지속되기 때문입니다. 질의 촉촉함과 직접적으로 관계가 있는 물질이 여성호르몬입니다. 여성호르몬은 임신과 출산 전 과정을 관장함은 물론이고 미용과 건강을 지키는 역할도 합니다.

그러나 여성호르몬 분비량은 20대 후반~30대 초반에 절정을 이루다 폐경이 가까워질수록 점점 감소합니다. 여성호르몬이 감소하면 잦은 피로감, 냉증, 요통 등 컨디션에 다양한 문제가 발생합니다. 그뿐 아니라 45~55세 사이에 갱년기가 찾아오면 어지럼증, 얼굴 화끈거림 등 갱년기 특유 증상 때문에 힘들어하는 사람도 많습니다.

특히 여성호르몬이 감소하기 시작하는 30대 후반부터 '질 주변의 건조'로

인해 불편해지기도 합니다. 섹스할 때 마찰 때문에 아프다, 남성의 성기가 들어가지 않는다 등 불편함을 겪고서야 알아차리는 사람도 있습니다. 질 주변이 가렵기도 하고 염증이 생기기도 하며 외음부 피부가 쭈글쭈글해지고 늘어지기도 합니다. 증상이 심해지면 질 자체가 쪼그라들면서 경직됩니다. 최근 의학계에서는 이러한 증상을 GSM^{폐경생식비뇨기증후군, Genitourinary Syndrome of Menopause}이라고 부르는데, GSM이 생기면 방광과 성기가 감염될 위험이 커집니다. 또 질 건조증은 요실금을 비롯해, 방광이나 자궁이 몸 밖으로 빠져나오는 '골반 장기 탈출증'의 원인이 되기도 합니다.

평소 쉽사리 알아차리기 힘든 만큼, 한 번 심해지면 삶에 지대한 지장을 초래할 가능성이 큰 질환이 바로 질 건조증입니다.

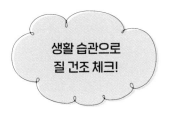

생활 습관으로 질 건조 체크!

여성호르몬 감소와 더불어 질을 건조하게 만드는 요인 중 하나가 평소 생활습관입니다. 해당하는 항목이 많다면 이미 적신호입니다. 지금 바로 질 관리를 시작하도록 합시다.

☐ 컴퓨터나 스마트폰, TV 등을 보는 시간이 길다.

☐ 여름에는 추울 정도로 에어컨을 과하게 튼다.

☐ 계절 불문하고 차가운 음료를 많이 마신다.

☐ 술과 카페인 섭취가 잦다.

☐ 매일 단 음식을 먹는다.

☐ 불안·초조, 스트레스를 자주 느낀다.

☐ 생활이 불규칙하다.

☐ 몸을 거의 움직이지 않는다.

☐ 어느 날 보니 등이 굽어 있다.

☐ 섹스리스(자위행위 포함)다.

☐ 무리하게 다이어트를 한다.

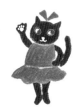

질 건조, '냉증'이 문제다

여성호르몬 감소는 나이가 들면 누구에게나 찾아오는 불청객입니다. 나이와 함께 질의 촉촉함이 사라지는 것은 어쩌면 자연스러운 현상이지요.

단! 여성호르몬의 감소 정도는 사람에 따라 다릅니다. 예를 들어 같은 60대라 할지라도, 활력 있고 건강한 사람의 호르몬 양과 저조한 컨디션에 시달리는 사람의 호르몬 양은 크게 다릅니다. 전자는 어느 정도 혈중 농도를 유지하고 있는 데 반해, 후자는 호르몬 양이 측정할 수 없을 정도로 감소했을 가능성이 큽니다. 요즘 들어 아직 30대 초반인데도 여성호르몬이 감소해 질 건조증, 여러 신체적 문제, 갱년기 유사 증상 등에 시달리는 여성이 꾸준히 늘고 있습니다.

그렇다면 여성호르몬이 감소하는 원인은 무엇일까요? 다양한 원인이 있겠지만, 그중 하나가 '냉증'입니다. 여성의 몸은 원래 남성에 비해 근육량이 적

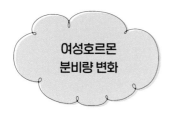

여성호르몬 분비량 변화

여성호르몬 '에스트로겐'과 '프로게스테론' 중 여성스러움과 건강, 몸의 촉촉함에 관여하는 물질은 에스트로겐입니다. 사춘기부터 분비량이 증가하기 시작해 30대 중반쯤에 절정을 이루다 폐경에 가까워질수록 감소합니다.

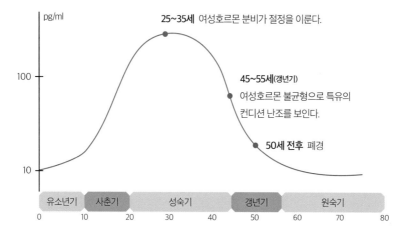

25~35세 여성호르몬 분비가 절정을 이룬다.

45~55세(갱년기)
여성호르몬 불균형으로 특유의 컨디션 난조를 보인다.

50세 전후 폐경

| 유소년기 | 사춘기 | 성숙기 | 갱년기 | 원숙기 |

기 때문에 쉽게 혈액순환이 나빠집니다. 즉, 몸이 차가워지기 쉽습니다. 게다가 무리한 다이어트와 운동 부족, 스트레스의 영향으로 현대의 많은 여성이 냉증을 겪고 있습니다.

특히 난소와 자궁이 위치한 배 주변이 차가우면 골반 내 혈류량이 감소해 여성호르몬의 균형이 깨집니다. 이러한 상황이 오래 계속되면 여성호르몬 양이 감소해 질도 건조해질 수밖에 없습니다.

예부터 '냉증은 여성의 가장 큰 적'이라는 말이 있습니다. 한시라도 빨리 '몸의 냉기를 몰아내는 생활 습관'으로 바꾸어야 합니다. 생활 습관만 개선해도 여성호르몬 분비가 안정되어 질 건조를 막을 수 있습니다.

따뜻하고 촉촉한 질이야말로 여성의 건강과 젊음을 유지하는 첫 번째 조건입니다.

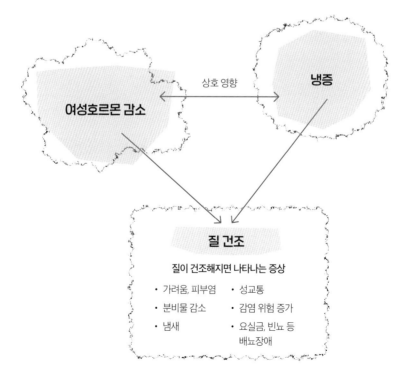

몸이 차가워지면 생기는 문제

몸이 차가워지면, 여성에게 중요한 자궁과 난소도 제대로 작동하지 못합니다.

여성의 건강을 관장하는 여성호르몬은 시상하부와 뇌하수체의 제어를 받습니다. 특히 시상하부는 발한·심장박동·혈압 등의 혈관 수축, 몸의 긴장·이완과 같은 자율신경을 주관하는 기관입니다.

그런데 냉증이나 폐경 등의 이유로 난소 기능이 떨어져 여성호르몬이 감소하면 뇌는 몸에 호르몬 분비량을 늘리라는 명령을 내립니다. 시상하부-뇌하수체-난소 순으로 명령이 전달되는데, 기능이 저하된 난소가 명령을 수행하지 못하면 시상하부에서 혼란이 일어나고, 이 영향으로 온몸에 다양한 신체적 문제가 발생하는 것입니다.

마찬가지로 생리 관련 문제나 어지럼증 등 갱년기 증상도 시상하부의 혼란

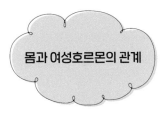

몸과 여성호르몬의 관계

냉증은 난소에 영향을 주어 여성호르몬 분비 체계를 무너뜨립니다. 그 결과 정보가 제대로 전달되지 않아 몸의 조절 기능을 주관하는 시상하부가 혼란에 빠집니다.

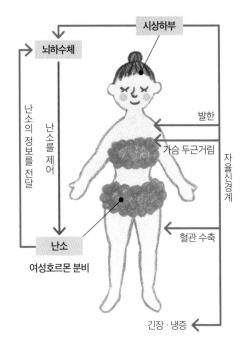

으로 자율신경계가 불안정해지면서 발생합니다.

또 여성호르몬은 나쁜 콜레스테롤을 줄이고 좋은 콜레스테롤을 늘려 대사를 촉진시키는 작용도 합니다. 마음의 안정과 골밀도 유지도 여성호르몬의 역할입니다. 따라서 갱년기가 가까워져 자연스레 여성호르몬의 양이 줄어들면 필연적으로 생활습관병, 비만, 골다공증에 걸릴 확률이 높아집니다. 그런데 여기에 설상가상으로 '냉증'까지 겹치면 질병으로 확대될 위험이 몇 배나 더 커지는 것이지요.

한편 30대부터 갱년기 증상을 보이는 '조기갱년기장애'의 주요 원인도 냉증입니다. 만약 지금, 심한 생리전증후군이나 생리통, 두통, 요통, 심리 불안정과 같은 고민이 있다면 이미 냉증이 꽤 진전된 상태일지도 모릅니다.

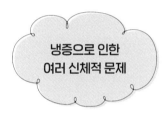

냉증으로 인한 여러 신체적 문제

냉증은 비뇨기와 여성생식기뿐 아니라 몸 전체의 컨디션을 떨어뜨립니다.

정신 증상

- 쉽게 피곤함
- 기력이 없음
- 불안, 초조, 짜증
- 집중력 저하

전신

- 비만
- 부종
- 생활습관병

관절통

- 자세가 나쁨
- 어깨 결림
- 요통

생리 · 갱년기

- 생리전증후군
- 생리통
- 생리 곤란증
- 갱년기 증상

소화기

- 변비
- 설사
- 치질

비뇨기 · 생식기

- 질 건조
- 자정기능 저하
- 냄새
- 질과 외음부 감염증
- 방광염
- 골반저근 약화
- 요실금, 빈뇨, 성교통

엉덩이와 발바닥을 보면
질이 보인다

내 질 상태가 다 보인다고요?!

'질이 여성의 건강을 좌우한다!'는 사실을 알게 되면 자신의 질 상태가 신경 쓰이기 마련입니다. 당신의 질은 따뜻하고 촉촉한, 건강한 상태인가요? 사실 볼줄 아는 사람은 겉모습만 봐도 질이 어떤 상태인지 알 수 있다고 합니다. 좀 처럼 스스로 체크할 수 없는 부분이 남들에게는 훤히 다 보인다니, 왠지 께름 칙한 이야기입니다.

질 냉증과 건조는 전신에 영향을 미치지만 특히 두드러지게 나타나는 곳이 엉덩이입니다. 건강한 엉덩이는 동그랗고 볼록합니다. 만져보면 부드럽고 탄력이 좋으며 따뜻합니다. 혈액순환이 원활해 영양과 노폐물 대사가 제대로 이루어지고 있다는 증거이지요. 엉덩이 근육=대둔근은 자궁과 난소, 질 등을 지탱하는 골반 주변 근육과도 연결되어 있습니다. 엉덩이가 부드럽고 따뜻하다면 질도 같은 상태라고 봐도 무방합니다. 반대로 선이 각지고 엉덩이의 뺨이라 불리는 부분이 움푹 들어간 엉덩이는, 만져보면 딱딱하고 차갑습니다. 엉덩이 가 이러한 사람의 질은 영양이 충분히 공급되지 못하는 탓에 건조와 냉증이 생깁니다. 골반 주위 근육도 힘이 없어져 심할 경우 요실금 등이 생기기도 합니다.

또 질 건강을 알 수 있는 곳은 발바닥입니다. 몸이 차가운 체질이라 늘 발가락이 시린 사람의 발바닥은 수분과 영양이 부족해 갈라지고 딱딱해집니다. 냉증이 있다는 말은 온몸의 혈액순환 상태가 나쁘다는 말이고 그러면 질도 차갑고 건조할 가능성이 큽니다.

그렇다고 포기해서는 안 됩니다. 엉덩이는 심신의 컨디션 상태에 따라 자주 변하는 부분입니다. 질이 차가워지지 않도록 생활 습관을 고치면 엉덩이 형태도 변하고 발바닥도 금세 매끈매끈해집니다.

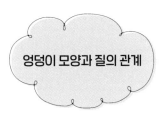

엉덩이 근육과 질을 받치고 있는 근육은 서로 연결되어 있기 때문에 엉덩이 형태를 보면 질 상태를 알 수 있습니다. 자주 확인해 질이 따뜻해지는 생활을 하고 있는지 점검하는 기준으로 삼읍시다.

건강한 엉덩이

둥글고 볼록하다.
만지면 탄력 있고 따뜻하다.

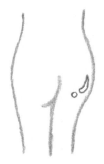

- 질이 따뜻하고 촉촉하다.
- 골반 주변 근육이 유연하다.

건강하지 않은 엉덩이

각이 지고 엉덩이 뺨이 움푹 들어갔다.
만지면 딱딱하고 차갑다.

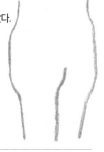

- 질이 냉하고 건조하다.
- 골반 주변 근육이 처졌다.

분비물로
질 건강 체크

세균 침입을 막아주는 질 분비물

엉덩이와 발바닥 외에 체크해봐야 할 것이 매일 나오는 질 분비물입니다. 분비물은 질을 촉촉하게 하고 질 안에 세균이 들어오지 못하도록 막으며, 노폐물을 배출하는 역할을 합니다. 분비물 덕분에 질 안은 건강하고 청결하게 유지되는 것이지요.

또 분비물의 색과 냄새, 양은 질 건강 상태를 알려주는 척도이기도 합니다.

건강한 질에서 나오는 분비물은 투명하거나 유백색을 띠며 냄새도 거의 없습니다. 단, 질 내에 존재하는 되데를라인 간균Doederlein's bacillus이라는 유산균 때문에 다소 시큼한 냄새가 나는 경우도 있지만, 이는 정상이므로 크게 걱정하지 않아도 됩니다. 또 질 분비물의 양은 매일 변합니다. 배란기나 임신 중에는 증가하고 생리가 다가오면 줄어듭니다. 이 밖에도 수면 부족이나 불규칙한 생활이 계속될 때도 증가하는 경향이 있습니다.

질 분비물에서 비린 냄새가 나거나 짙은 황색 또는 녹색을 띠고, 희고 점성이 없는 경우에는 질에 이상이 생겼다는 신호입니다. 분비물 상태가 평소와 다르다면 우선 질 주변을 청결히 하고 균형 잡힌 식단과 생활 리듬에 주의를 기울이도록 합니다. 일주일 이상 계속될 시에는 빨리 산부인과 검사를 받는 것이 좋습니다. 세균 감염으로 질염이 생겼을지도 모릅니다.

또 속옷을 더럽히기 싫다는 이유로 늘 팬티라이너를 사용하는 여성도 있는데, 이것은 질 건강 면에서 그다지 추천하고 싶지 않습니다. 질이 건조해질 뿐 아니라, 분비된 분비물이 팬티라이너에 바로 흡수되기 때문에 분비물 상태를 체크하기가 어렵습니다. 게다가 때에 따라서는 외음부 염증을 악화시키기도 합니다. 팬티라이너는 피부에 자극이 없는 면 소재를 사용하거나 분비물이 많을 때만 사용하도록 합시다.

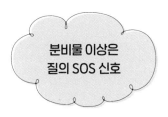

분비물 이상은 질의 SOS 신호

분비물로 질 상태를 파악할 수 있으므로 평소 체크하는 습관을 가집시다. 평소와 다르다면 질환일 가능성도 있습니다.

투명한 분비물이 많이 나온다

- 세균성 질염, 성감염증 등

코티지치즈처럼 희고 보슬보슬하다

- 더불어 심하게 가렵고 대량으로 나오는 경우
  → 칸디다성 질염

짙은 황색, 녹색 분비물

- 냄새가 독한 경우
  → 세균성 질염, 성감염증 등
- 아랫배 통증, 배뇨통
  → 요로감염증 · 성감염증

핑크, 빨강, 갈색 분비물

- 기초체온이 36.7도 이상
  → 임신 초기의 출혈
- 임신하지 않은 경우
  → 난소나 자궁 질환
  → 갱년기 생리 불순
  → 자궁암일 가능성도 있음

다시금 짚어보는
여성생식기의 비밀

여성의 생식기능을 담당하는 기관

엉덩이와 발바닥, 질 분비물을 체크해보니 당신의 질 상태는 어떤가요? '괜찮은 것 같아!'라는 사람도 있을 테고, '아무래도 심각한 것 같아!'라는 사람도 있을 테지요. 어느 쪽이든 우선은 여성생식기에 대해 복습하는 시간부터 가져봅시다. 여성생식기는 생식기능을 담당하는 기관으로 외부에서 확인할 수 있는 '외성기'와 몸속에 있어 보이지 않는 '내성기'가 있습니다. 외성기는 외음부라고도 하며 음핵클리토리스과 대음순, 소음순, 회음, 요도구 등으로 이루어져 있습니다.

내성기는 질과 자궁, 나팔관, 난소 등 밖에서 보이지 않는 성기를 말합니다. 난소는 난자를 만들고 생식샘자극호르몬의 영향을 받아 여성호르몬을 분비합니다. 외성기와 내성기는 유아·청소년기, 성숙기, 원숙기를 거치며 연령에 따라 변합니다.

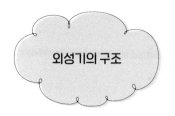

외성기의 구조

PART 2에서 소개하는 질과 골반 관리에서는 외성기 이름이 자주 등장하므로 미리 익혀두세요.

외성기(외음부)

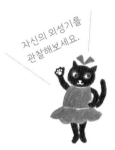

자신의 외성기를 관찰해보세요.

외성기는 사람에 따라 크기와 형태가 모두 제각각이므로 남과 다르다고 걱정할 필요가 없습니다. 촉촉하게 수분을 머금고 주름이 많아야 건강한 상태입니다.

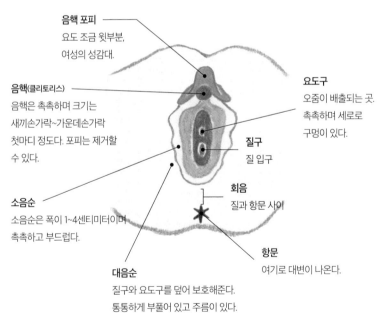

음핵 포피
요도 조금 윗부분,
여성의 성감대.

음핵(클리토리스)
음핵은 촉촉하며 크기는
새끼손가락~가운데손가락
첫마디 정도다. 포피는 제거할
수 있다.

요도구
오줌이 배출되는 곳.
촉촉하며 세로로
구멍이 있다.

질구
질 입구

회음
질과 항문 사이

소음순
소음순은 폭이 1~4센티미터이며
촉촉하고 부드럽다.

항문
여기로 대변이 나온다.

대음순
질구와 요도구를 덮어 보호해준다.
통통하게 부풀어 있고 주름이 있다.

질은 부드러운 근육으로 이루어져 있다

자궁과 연결된 질은 근육으로 이루어진 관 모양의 장기입니다. 생리 중에는 생리혈을 내보내고, 출산 시에는 아기의 산도産道로 쓰이며, 섹스 시에는 남자의 성기를 받아들이는 등 자궁과 몸 밖을 잇는 '통로' 역할을 합니다.

평소에는 직경 2~3센티미터 정도지만 출산 시에는 직경 10센티미터 정도의 신생아 머리가 통과할 정도로 크게 벌어집니다. 이처럼 크게 늘어났다 줄어들었다 할 수 있는 것은 질 벽면에 주름이 잡혀 있기 때문입니다. 질 입구로 손가락을 넣어 만져보면 울퉁불퉁한 표면이 느껴집니다.

질 벽은 끈적끈적한 점액으로 덮여 있어 세균 등의 침입과 번식을 막아줍니다. 이 점액이 노폐물 등을 감싸 배출되는 것이 '질 분비물'입니다.

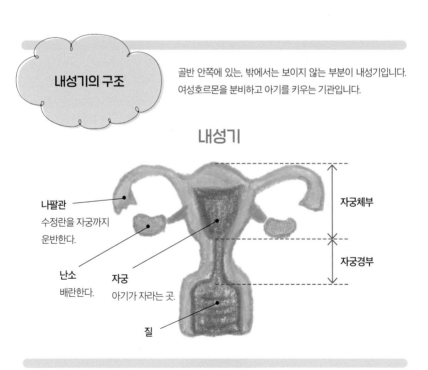

내성기의 구조

골반 안쪽에 있는, 밖에서는 보이지 않는 부분이 내성기입니다.
여성호르몬을 분비하고 아기를 키우는 기관입니다.

내성기

나팔관
수정란을 자궁까지
운반한다.

자궁체부

자궁경부

난소
배란한다.

자궁
아기가 자라는 곳.

질

쾌감의 근원은 어디?

G스폿의 비밀

섹스 시 흥분하면 질에서 애액이 분비되고 피가 몰려 음핵과 질, 대음순과 소음순이 부풀어오릅니다. 또 오르가슴을 느끼면 움찔움찔 경련이 일어나는데 이것은 질 입구 부분을 둘러싼 골반저근[36쪽]의 움직임이 질에 전달되기 때문입니다. 따라서 골반저근이 유연해 반응이 빠를수록 쾌감의 강도도 높아집니다.

하지만 성관계 시 오르가슴을 느끼는, 소위 '절정' 상태는 개인차가 매우 큽니다. 단, 남성의 귀두에 해당하는 음핵을 마찰하면 비교적 오르가슴에 빨리 도달하는 듯합니다. 또 성감대로 유명한 G스폿은 오랫동안 그 존재가 베일에 싸여 있었는데, 최근 연구에서는 음핵 아래의 질 입구에서 2~3센티미터 들어간 질 앞쪽 벽에 있다는 사실이 밝혀지고 있습니다.

또 중요한 성감대 중 하나가 포르치오후방질원개, 後膣圓蓋입니다. 질 안쪽, 자궁 경부 아래엉덩이 쪽에 있는데, 질에 손가락을 넣어 만졌을 때 조금 볼록하게 느껴지는 부분의 엉덩이 방향 안쪽에 위치한 곳입니다. 여기에 남자의 성기가 닿으면 강한 쾌감이 느껴진다고 합니다. 단, 실제로 쾌감이 느껴지는지는 여성의 경험, 파트너와의 궁합과 환경, 체위, 움직임 등 상황에 따라 다릅니다. 이런저런 정보에 휘둘리지 말고 파트너와 함께 천천히 연구해보면 나만의 성감대를 분명 발견할 수 있을 것입니다.

여성생식기가 건조하면 일어나는 변화

특별히 노력하지 않아도 자연스럽게 촉촉함을 유지하던 질도, 갱년기가 찾아와 여성호르몬이 감소하기 시작하면 하루가 다르게 건조해집니다. 여기에 냉증까지 겹치면 걷잡을 수 없이 심해지기도 하지요. 건조와 냉증이라는 이중 공습은 질 주변의 혈류를 정체시켜 질 탄력성도 점점 떨어집니다. 또 앞에서 설명했듯 갱년기가 아니더라도 원래 냉한 체질이거나 말라서 근육량이 적은 사람은 질 건조가 더 빨리 진행되기도 합니다.

질이 건조하면 우리 몸에 어떤 변화가 일어날까요? 먼저 질 내부를 살펴보면 벽의 주름이 없어져 반들반들 매끄러워집니다. 또 근육이 딱딱해지면서 질 자체가 쪼그라듭니다. 외음부도 마찬가지입니다. 건조하고 전체적으로 탄력이 사라져 쭈글쭈글 초라하게 변해버립니다. 겉모습만 변하는 것이 아니라 가려움과 통증이라는 불쾌한 증상도 함께 찾아옵니다.

겨울에 건조하면 얼굴이나 손발 피부가 까칠까칠 갈라지면서 가렵고 아프지 않나요? 그런데 질 주변 피부는 훨씬 약하기 때문에 건조하면 더 예민해져서 쥐어뜯고 싶을 정도로 가렵고, 살짝 스치기만 해도 아픕니다. 증상이 심해지면 성교통 등 GSM^{폐경생식비뇨기증후군}이라 불리는 증상으로 악화되기도 합니다.

또 질 점액력도 약해집니다. 질이 건조하다는 말은, 세균 등이 침입했을 때 질을 보호하는 질 점액력이 감소했다는 의미기도 합니다. 즉, 방어력이 떨어져 세균이 침입하기 쉬운 상태가 되었다는 뜻이지요. 그래서 질이 건조하면 질염과 요도염, 방광염 등 감염증에도 잘 걸립니다.

요즘 분비물에서 냄새가 나서 거슬리나요? 그렇다면 점액의 힘이 약해져 세균이 번식하기 좋은 환경이 되었다는 신호일지도 모릅니다.

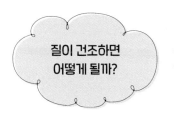

질이 건조하면 어떻게 될까?

여성호르몬이 감소해 질이 건조해지면 외성기가 가렵고 피부에 염증이 생깁니다.

질 내부

질 건조
질 근육이 얇아지고 주름이 사라진다.
가려움, 통증 등이 생긴다.
성교통 등 GSM 증상이 나타나기도 한다.

질 면역력 저하
질 내부 점액이 감소한다.
세균이 번식하기 좋은 환경이 되면서 분비물에서 냄새가 난다.
질염, 요도염, 방광염 등 감염증 발생 위험이 높다.

외음부

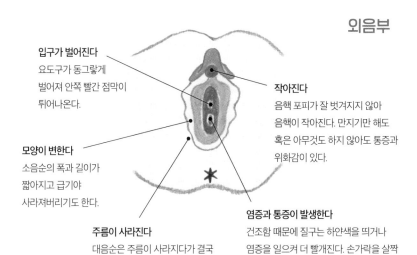

입구가 벌어진다
요도구가 동그랗게
벌어져 안쪽 빨간 점막이
튀어나온다.

작아진다
음핵 포피가 잘 벗겨지지 않아
음핵이 작아진다. 만지기만 해도
혹은 아무것도 하지 않아도 통증과
위화감이 있다.

모양이 변한다
소음순의 폭과 길이가
짧아지고 급기야
사라져버리기도 한다.

주름이 사라진다
대음순은 주름이 사라지다가 결국
쭈글쭈글해지면서 처진다.

염증과 통증이 발생한다
건조함 때문에 질구는 하얀색을 띄거나
염증을 일으켜 더 빨개진다. 손가락을 살짝
넣기만 해도 아프다.

생식기를 받쳐주는
골반저근

골반저근의 구조를 이해하자

여성생식기와 더불어 우리가 꼭 알아두어야 할 부분이 '골반저근'입니다. 이 생소한 근육 역시 촉촉한 질을 만드는 데 중요한 역할을 합니다.

골반저근은 골반저에 위치한 해먹 모양의 근육으로 주로 두 가지 역할을 합니다. 첫 번째는 골반 속 내장을 지지하는 일이고 또 하나는 배설을 조절하는 일입니다. 골반저근은 '골반저근군'이라 불리는 몇 개의 층으로 이루어져 있는데, 맨 아래층은 '치골미골근·치골직장근·장골미골근·미골근' 등 여러 근육으로 이루어져 있습니다. 이들 근육이 상호 작용하며 내장을 지지하고, 배뇨·배변 등 배설을 조절합니다. 항문과 요도를 조여 배설을 참고 대소변을 내보내며 성관계 시 오르가슴을 느끼는 것도 골반저근의 수축 때문에 가능합니다.

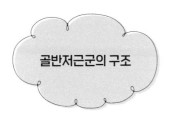

골반저근군의 구조

여러 근육으로 이루어진 골반저근은 요도, 질, 항문 입구를 둘러싸고 있습니다. 요도, 질, 항문을 조였다 풀었다 할 수 있는 것도 골반저근 덕분입니다.

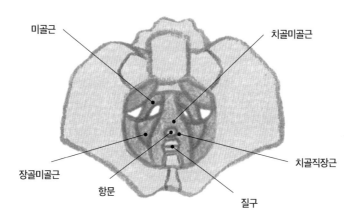

미골근　　　　　치골미골근

장골미골근　　치골직장근

항문　　질구

옆에서 본 골반저근

골반저근은 자궁과 난소, 장, 방광 등의 내장을 아래쪽에서 해먹처럼 받쳐줍니다.

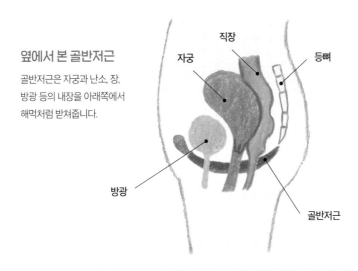

직장

자궁　　등뼈

방광

골반저근

골반저근이 약해지면 배설에도 문제가 생긴다

일반적으로 근육은 사용하지 않으면 가늘어지고 힘도 약해집니다. 게다가 혈류가 나빠져 유연성도 떨어집니다. 운동을 하지 않으면 나이가 들수록 관절과 근육이 약해지기 마련인데, 골반저근도 마찬가지입니다.

애당초 여성은 전신의 근육량이 적은데다가 출산을 계기로 골반저근이 크게 늘어난 상태라서 작은 충격에도 쉬이 손상됩니다. 또 나이가 들수록 골반저근이 약해질 위험도 더 높아집니다.

골반저근을 움직일 일이 별로 없는 오늘날의 생활 방식도 골반저근을 약하게 만드는 한 요인입니다. 골반저근이 약해진다는 말은, 딱딱하게 굳어 근육량이 줄고 탄력이 사라진다는 의미입니다.

여성에게는 요도구, 질구, 항문, 이렇게 개구부開口部가 세 곳 있는데, 이곳의 '열고 닫음을 조절'하는 곳이 골반저근입니다. 이 근육이 약해지면, 구체적으로는 요실금, 빈뇨, 설사나 변비, 치질 등이 생깁니다. 요실금은 재채기나 기침을 하는 찰나 오줌이 찔끔 새거나, 화장실에 도착할 때까지 참지 못하고 오줌이 새버리는 질환입니다.

빈뇨는 방광이 예민해져서 오줌이 가득 차지 않았는데도 화장실에 가고 싶어지는 증상입니다. 건강한 배뇨 횟수는 하루에 4~8번이지만 이보다 많은 경우 빈뇨라고 진단합니다. 폐경 전후로 발생하는 배뇨 장애는 질 건조 등과 동시에 나타나기 때문에 GSM폐경생식비뇨기증후군의 증상 중 하나로 분류합니다.

또 골반저근이 약해지면 항문 상태도 변합니다. 조이는 힘이 느슨해져 방귀를 참기가 힘들고 변이 새기도 합니다. 게다가 골반저근은 복부 주변이나 엉덩이 근육과도 연동되어 있기 때문에, 골반저근의 혈액 흐름이 원활하지 않으면 배나 엉덩이 근육이 차가워지면서 활동대사가 나빠지고, 그러면 설사나 변비 같은 소화 장애나 치질이 생길 확률이 높습니다.

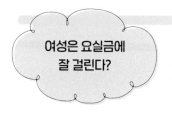

여성은 요실금에 잘 걸린다?

여성은 원래 요도 길이가 남성보다 짧은데다가 출산, 노화로 여성호르몬이 감소하면서 골반저근이 약해져 요실금에 잘 걸립니다.

복압성 요실금

임신이나 출산, 비만, 고령으로 골반저근이 약해져 소변이 흘러나오는 증상이다. 요의가 없어도 기침이나 재채기를 하는 순간에 소변이 새고 만다. 젊은 나이에 발병하기도 한다.

절박성 요실금

방광이 너무 예민해지거나 신경 오작동으로 일어나는 경우가 많다. 갑작스레 강한 요의를 느껴 화장실로 달려가는 사이 흘러나와버린다. 65세가 넘으면 복압성 요실금보다 절박성 요실금이 많다.

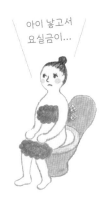

아이 낳고서 요실금이…

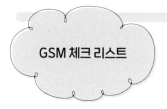

GSM 체크 리스트

45세 이상의 폐경 전후 여성에게 나타나는, 여성호르몬 감소로 인한 요도나 생식기 관련 모든 증상을 GSM이라고 합니다. 아래 항목 중 해당 사항이 하나라도 있다면 GSM일 가능성이 있습니다.

□ 성기 주변이 가렵고 아프다.

□ 요도와 질 입구가 건조하다.

□ 재채기나 기침, 웃는 순간 등에 소변이 샌다.

□ 화장실에 도착하기 전에 소변이 샌 적이 있다.

□ 하루에 8번 이상 화장실에 간다.

□ 자다가 깨서 2번 이상 화장실에 간다.

□ 방광염에 자주 걸린다.

□ 섹스 시 통증이 있다.

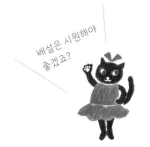

배설은 시원해야 좋겠죠?

치질은 장시간 앉아 있는 생활이 계속되어 항문에 부담을 주거나 냉증이 있을 때 생깁니다. 항문에 상처가 생기는 치열, 부풀어오른 덩어리가 생기는 치핵, 염증 때문에 항문 벽에 구멍이 생기는 치루, 이렇게 세 종류가 있는데 치루인 경우 수술이 필요합니다. 이 같은 배설 고민도 이 책에서 소개하는 질과 골반 관리로 개선할 수 있습니다.

지지대가 사라지면 내장은 어떻게 될까?

약해진 골반저근을 그대로 방치하면 더 심각한 문제가 발생합니다. 골반저근은 배설 조절 외에 또 하나 '지지'라는 중요한 역할을 합니다. 골반 안에는 내성기 말고도 장과 방광 등의 장기가 있는데, 골반저근은 '복횡근'이라는 복부의 속 근육과 연계하며 내장이 바른 위치에 머무르도록 지탱하는 역할을 합니다. 자연 노화로 골반저근이 약해지면 복부 주변 근육도 자연스레 함께 약해집니다. 그러면 내장을 지지하는 힘이 점점 약해지면서 내장이 처지고, 이 영향으로 아랫배도 볼록 튀어나오게 되는 것이지요. 여성의 몸매를 볼품없게 만드는 '똥배'는 골반저근과 복횡근이 약해져 내장을 받칠 수 없게 되었다는, 몸에서 보내는 중요한 신호입니다.

내장이 심하게 처지면 내장 무게에 눌려 질 안쪽이 돌출되는 '골반장기하수骨盤臟器下垂'가 발생합니다. 여기서 증상이 더 심해지면 자궁과 방광, 직장이 질 입구로 빠져나오는 '골반장기탈출증'을 유발할 수 있습니다.

요실금이 생긴 여성이 늘고 있다는 점, 수명이 계속 늘어나고 있다는 점으로 미루어보아 앞으로 골반장기탈출증과 같은 질환으로 고생하는 여성들이 더 늘어날 것으로 보입니다.

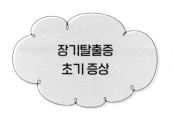

장기탈출증 초기 증상

골반저근이 약해지면 요실금과 변실금 등이 생깁니다. 더 심해지면 골반장기하수, 골반장기탈출증으로 악화되기도 합니다.

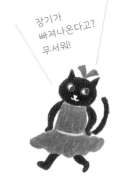

장기가 빠져나온다고? 무서워!

☐ 욕조에 들어가 앉으면 외음부에 탁구공만한 것이 만져진다.

☐ 의자에 앉으면 뭔가를 억지로 밀어넣는 듯한 느낌이 든다.

☐ 아랫배가 묵직하다.

☐ 배뇨 · 배변에 문제가 있다.

☐ 속옷에 피가 묻어 나온다.

골반장기탈출증

장기가 처지면서 질을 압박해 질 안에 혹 같은 덩어리가 생긴 상태가 골반장기하수입니다. 요도류, 방광류, 자궁하수, 직장류 등의 증상이 나타납니다. 이 가운데서도 가장 많은 증상이 방광이 질 안쪽으로 내려오는 방광류입니다. 상태가 심해지면 자궁과 방광, 직장이 질 입구로 빠져나오는 골반장기탈출증이 발생합니다.

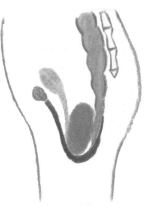

자궁탈출증

질만큼 소중한
골반 이야기

골반은 상반신과 하반신을 잇는 '연결고리'

질과 함께 여성의 건강과 미용에 지대한 역할을 하는 기관이 골반입니다. 골반은 자궁, 난소 등의 내성기는 물론이고, 장과 방광 등 여러 장기를 보호해줍니다. 또 몸 한가운데에서 상반신과 하반신을 이어주는 매우 중요한 핵심 기관이기도 하지요.

'골반'이라고 뭉뚱그려 말하지만, 골반은 엉덩뼈^{장골}, 두덩뼈^{치골}, 엉치뼈^{천골}, 꼬리뼈^{미골} 등 여러 개의 뼈로 이루어져 있으며, 골반저근과 장요근^{대요근+장골근}이 상반신과 하반신을 연결해 골반의 형태를 지지하면서 안정적으로 움직일 수 있도록 도와줍니다.

또 골반 주위 근육은 엉덩이와 넓적다리, 배 주변 근육과도 연동합니다. 이처럼 많은 근육이 동시에 움직이는 덕분에 상반신, 하반신을 자연스럽게 움직일 수 있으며 전신의 균형과 안정도 유지할 수 있는 것입니다.

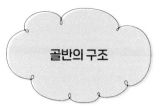

골반의 구조

아래 그림처럼 골반은 여러 뼈로 이루어져 있습니다. 뼈와 뼈 사이에 있는 근육 덕분에 자세를 유지할 수 있고 몸을 앞으로 구부리거나 넓적다리를 들어올리고 몸을 꼬는 등 다양한 동작도 가능합니다.

골반

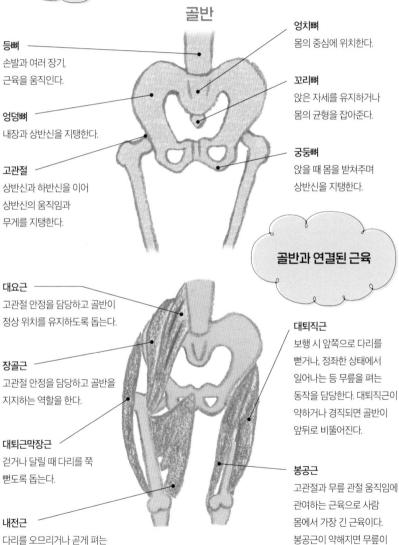

등뼈
손발과 여러 장기,
근육을 움직인다.

엉덩뼈
내장과 상반신을 지탱한다.

고관절
상반신과 하반신을 이어
상반신의 움직임과
무게를 지탱한다.

엉치뼈
몸의 중심에 위치한다.

꼬리뼈
앉은 자세를 유지하거나
몸의 균형을 잡아준다.

궁둥뼈
앉을 때 몸을 받쳐주며
상반신을 지탱한다.

골반과 연결된 근육

대요근
고관절 안정을 담당하고 골반이
정상 위치를 유지하도록 돕는다.

장골근
고관절 안정을 담당하고 골반을
지지하는 역할을 한다.

대퇴근막장근
걷거나 달릴 때 다리를 쭉
뻗도록 돕는다.

내전근
다리를 오므리거나 곧게 펴는
동작을 담당한다.

대퇴직근
보행 시 앞쪽으로 다리를
뻗거나, 정좌한 상태에서
일어나는 등 무릎을 펴는
동작을 담당한다. 대퇴직근이
약하거나 경직되면 골반이
앞뒤로 비뚤어진다.

봉공근
고관절과 무릎 관절 움직임에
관여하는 근육으로 사람
몸에서 가장 긴 근육이다.
봉공근이 약해지면 무릎이
안쪽으로 굽는 X다리가 된다.

힘을 많이 받는 만큼 틀어지기도 쉽다

'골반이 틀어진다'고 하면 뼈 자체가 휜다고 오해하는 사람이 많은데 그렇지 않습니다. 앞서 설명한 대로 골반은 여러 근육과 연동되어 있습니다. 평소 생활하다보면 골반과 연결된 근육 중 어떤 부분은 너무 많이 쓰고, 반대로 어떤 부분은 전혀 사용하지 않는 등 불균형이 생기기 마련입니다. 흔히 말하는 골반이 틀어졌다는 말은 '골반을 중심으로 몸의 좌우 근육, 상반신, 하반신의 균형이 무너져 안정감을 상실했다'는 의미입니다.

텐트 칠 때를 생각해볼까요? 텐트는 곧게 세워진 버팀 기둥에 천을 씌워 사면을 균등한 힘으로 잡아 당겨야 사각뿔 모양이 완성됩니다. 만약 당기는 힘이 제각각이면 골조인 버팀 기둥이 한쪽으로 쏠려 형태가 일그러지고 결국 무너지고 맙니다. 몸이 비틀어진 상태는 무너질 말듯 위태위태한 텐트와 비슷합니다. 그리고 상반신과 하반신을 잇는 중추 기관인 골반은 이러한 틀어짐이 집중될 수밖에 없는 부분입니다.

하루 종일 책상에만 앉아 있고, 앉을 때는 무심코 다리를 꼬는 잘못된 생활 습관이, 골반 뒤틀림뿐 아니라 온몸의 골격을 변형시키는 주요 원인입니다. 나쁜 생활 습관이 계속되면 요통, 어깨 결림, 냉증 등 몸 여기저기에서 상태가 나빠지고 있다는 신호를 보냅니다. 또 골반과 이어진 속 근육도 약해져 기초대사가 떨어지고 결과적으로 살이 잘 찌는 체질로 변하고 맙니다. 이뿐 아니라 골반은 두개골과도 연동되어 있기 때문에 골반 상태가 비정상적이면 위턱과 아래턱이 틀어져 안면 비대칭이 발생할 수도 있습니다.

우선 자신의 골반 상태부터 체크해봅시다. 눈을 감은 상태에서 30초 동안 제자리걸음을 합니다. 출발한 위치와 멈춘 곳의 거리가 멀수록 골반과 전신의 좌우 균형이 무너졌을 가능성이 높습니다.

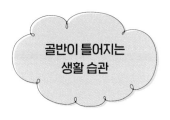

골반이 틀어지는 생활 습관

잘못된 생활 습관과 신체 활동이 이어지면 뼈는 쉽게 틀어집니다.

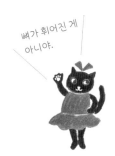

뼈가 휘어진 게 아니야.

☐ 앉을 때 무심코 다리를 꼰다.

☐ 한쪽 어깨로 메는 가방을 늘 같은 어깨에 멘다.

☐ 옆으로 눕거나 엎드린 자세로 잠을 잔다.

☐ 스마트폰을 손에서 놓지 않는다.

☐ 신발이 발에 맞지 않아도 참고 신는다.

☐ 자신도 모르게 짝다리로 서 있을 때가 있다.

☐ 안짱걸음이다.

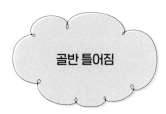

골반 틀어짐

골반 틀어짐을 크게 나누면 다음과 같습니다. 실제로는 두 개 이상이 동시에 나타나는 경우가 많습니다.

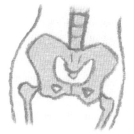

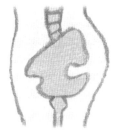

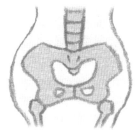

기울어진 골반
몸의 좌우 근력이 불균형해 발생한다. 다리 길이가 달라지기 때문에 무릎과 고관절 통증뿐 아니라 요통과 어깨 걸림 등의 증상이 동반된다.

앞으로 기운 골반
몸의 앞뒤 근력 불균형으로 발생한다. 앞으로 기운 골반·뒤로 기운 골반 모두 허리 휨, 새우등, 요통, 똥배, X다리 등의 증상이 나타날 가능성이 높다.

벌어진 골반
출산 후 흔히 나타난다. 신체 대사 악화와 변비, 생리통, 똥배 등도 함께 생긴다.

질 주변 트러블과도 깊은 관계

사실 골반 틀어짐은 지금껏 여러 번 설명해온 질 냉증과 건조, 골반저근 약화 뿐 아니라 여성 특유의 컨디션 저조와도 관계가 깊습니다.

골반이 틀어지면 근육이 어딘가 경직되고 위축되어 몸 구석구석까지 피가 돌지 않습니다. 요컨대, 골반 내 혈류가 정체되어 내성기와 장, 방광이 활발히 활동할 수 없게 됩니다.

골반 내 자궁과 난소도 압박을 받아 제대로 작동하지 않습니다. 그러면 골반 내 혈류 흐름이 악화되고 자궁이 수축되어, 생리혈 배출을 촉진시키는 '프로스타글란딘'이라는 호르몬이 과다 분비됩니다. 프로스타글란딘이 많이 분비되면 생리통이 심해집니다.

만약 골반 틀어짐을 치료하지 않고 그대로 방치할 경우, 지금껏 언급한 증상들 외에도 생리전증후군과 심한 갱년기 증상, 요실금, 변비나 치질과 같은 명백히 치료해야 하는 질환이 생길 가능성이 큽니다.

한편 골반 틀어짐은 호흡과도 관계가 깊습니다. 우리 몸은 호흡할 때 속 근육인 횡격막을 위아래로 움직입니다. 횡격막과 골반저근은 같이 움직이기 때문에 골반저근의 탄력이 좋아야 호흡도 안정됩니다.

즉, 골반이 틀어지고 속 근육이 약해지면 심호흡을 할 수 없어 늘 호흡이 얕습니다. 그러면 온몸에 신선한 산소가 공급되지 않아 쉬이 피곤해집니다. 피곤한 상태가 계속되면 온몸의 근육이 이완되기는커녕 긴장도가 한층 높아져 또다시 컨디션이 저하되는 악순환에 빠집니다. 골반 틀어짐은 자연스럽게 낫지 않습니다. 평소 자세나 생활 습관을 개선해야 함은 물론이고 PRAT 2에서 소개하는 골반 요가로 꾸준히 관리해야 합니다.

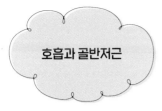

호흡과 골반저근

호흡은 골반저근과 골반과 연결된 속 근육이 움직여 이루어집니다. 때문에 골반이 틀어지면 깊은 호흡이 불가능해 온몸에 악영향을 줍니다.

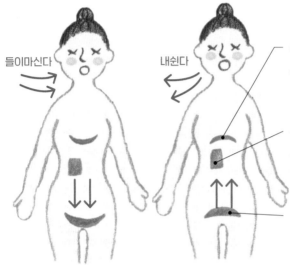

들이마신다

내쉰다

횡격막

숨을 들이마실 때 내려가고 숨을 내쉴 때 올라간다.

복횡근

복부 속 근육. 횡격막 · 골반저근과 연동해 위아래로 움직인다.

골반저근

들이마실 때 느슨해지고 내쉴 때 올라간다.

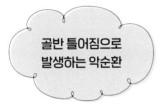

골반 틀어짐으로 발생하는 악순환

골반이 틀어지면 골반 주위 근육이 단단해지면서 수축합니다. 그러면 골반저근 내 혈류가 나빠져 질이 차가워집니다. 질이 차가워지면 골반저근의 혈류가 더 나빠져 골반 주변 근육이 수축하는 악순환에 빠집니다.

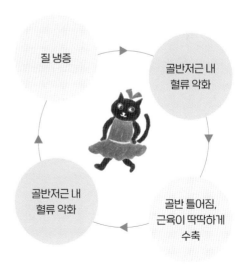

질 냉증

골반저근 내 혈류 악화

골반저근 내 혈류 악화

골반 틀어짐, 근육이 딱딱하게 수축

골반은 열리고 닫힘을 반복한다

골반 틀어짐과 함께 '골반의 개폐' 리듬에도 주목해야 합니다. 골반은 몸의 리듬과 연동해 열렸다 닫혔다를 반복하며, 자율신경과도 관계가 깊습니다. 골반이 닫히면 교감신경이 우세해져 흥분되고 활발해집니다. 반대로 골반이 열릴 때는 부교감신경이 우세해져 기분이 가라앉고 휴식 모드로 바뀝니다.

리듬에는 몇 가지 종류가 있습니다. 하나는 생리와 연동된 약 한 달 주기입니다. 생리 시작 후 2~3일 동안에 가장 골반이 느슨하고, 그후는 배란일이 가까워질수록 조여듭니다. 그리고 배란기 이후에는 또 다시 생리에 대비해 점점 느슨해집니다.

또 하나는 하루 주기입니다. 활동을 하기 위해 슬슬 몸에 시동이 걸리는 아침에는 확 조여들었다가 점심시간 즈음에 일시적으로 느슨해지고, 업무에 박차를 가해야 하는 오후가 되면 다시 조여듭니다. 본격적인 휴식에 들어가는 저녁에는 편안히 쉴 수 있도록 또다시 느슨해지는데, 잠들기 직전이 가장 느슨합니다. 건강한 몸은 골반의 개폐 리듬에 맞추어 자연스럽게 눈 뜨고 활동하고 잠들며 정해진 주기대로 움직입니다.

개폐 리듬이 흐트러지면 컨디션이 저하된다

골반의 이상적인 개폐 리듬은 느슨해져야 할 때 느슨해지고, 조여들어야 할 때 조여드는 것입니다. 그러나 골반이 틀어지고 골반저근이 처지며 주위 근육이 수축하면 개폐 리듬이 흐트러지게 됩니다. 이 상태가 오랫동안 계속되면 잠을 자도 나른함과 피로가 가시지 않지요. 난소와 자궁에도 영향을 주어 생리통, 질 냉증, 성욕 저하와 같은 문제가 발행하기도 합니다.

골반 리듬을 정상으로 되돌리기 위해서는, 의식적으로 골반 주변 근육을 수축·이완시켜 탄력 있고 유연한 상태를 유지해야 합니다.

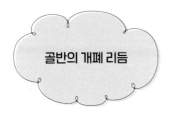

골반의 개폐 리듬

여성 골반의 개폐 리듬 주기를 알아봅시다!
골반의 개폐 리듬이 안정되면 몸과 마음도 건강해집니다.

하루 리듬

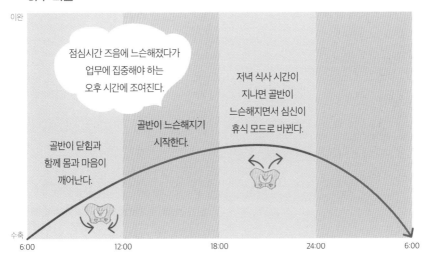

이완

점심시간 즈음에 느슨해졌다가
업무에 집중해야 하는
오후 시간에 조여진다.

저녁 식사 시간이
지나면 골반이
느슨해지면서 심신이
휴식 모드로 바뀐다.

골반이 느슨해지기
시작한다.

골반이 닫힘과
함께 몸과 마음이
깨어난다.

수축

6:00   12:00   18:00   24:00   6:00

생리 연동 리듬

생리주기	1	2	3	4	5	6	7	8	9	10	11	12	13
기간	생리					난포기							
골반 개폐	골반이 가장 느슨하다.					골반이 조여진다.							

14	15	16	17	18	19	20	21	22	23	24	25	26	27	28
배란기					황체기									
골반이 가장 많이 조여진다.					골반이 느슨해진다.									

질과 골반,
젊을 때 관리해야 한다

10대의 질도 SOS!

여성의 전 생애 중 가장 건강한 시기인 10대 후반~20대 초반에는 사실 질 주변이나 골반에 대해 크게 신경 쓰지 않습니다. 특히 젊을수록 여성호르몬이 활발하게 분비되고 체력이 좋기 때문에 무리를 해도 육체적으로 크게 힘들지 않습니다. 그래서 다이어트를 한다며 식사를 거르기도 하고, 업무나 사생활을 핑계로 밤을 꼴딱 새기도 하는 등 건강은 뒷전으로 밀리기 일쑤입니다.

하지만 무리하고 있다는 사실을 몸이 자각하지 못하고 있을 뿐, 그 영향은 점차 질 주변으로 나타나기 마련입니다.

당신은 생리불순이나 생리전증후군, 배와 허리 냉증, 변비나 설사 때문에 고생하고 있지 않나요? '여자니까 어느 정도는 당연하다'고 가볍게 생각할지도 모르지만 이러한 증상은 사실 질이 외치는 SOS 신호입니다. 이대로 방치하면 질과 골반은 점점 약해질 뿐입니다.

질과 골반이 약해지면 어떻게 될까요? 우선 임신이 잘 안 됩니다. 성욕이 사라지고 섹스 시 애액이 충분히 나오지 않게 됩니다. 증상이 더 나빠지면 조기갱년기장애라고 해서 아직 30대인데도 갱년기와 비슷한 증상이 나타나면서 컨디션이 바닥을 칩니다. 여성호르몬 감소는 미용에도 악영향을 미쳐 제 나이보다 늙어 보이게 됩니다.

반대로 부지런히 질과 골반을 관리하고 규칙적으로 생활하고자 애쓰면 생식 기능이 바로잡힙니다. 그러면 여성호르몬이 힘을 발휘해 몸매, 피부, 모발의 문제가 사라지고 아름다워집니다.

질과 골반은 젊었을 때부터 정성껏 관리해야 합니다. 관리를 하느냐 안 하느냐에 따라 40대, 50대가 되었을 때 차이가 드러납니다.

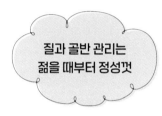

질과 골반 관리는 젊을 때부터 정성껏

질과 골반 상태가 좋으면 여성호르몬은 정상적으로 분비됩니다. 여성호르몬은 자궁과 난소의 기능을 안정시키기 때문에 늘 좋은 컨디션으로 건강하고 아름답게 생활할 수 있습니다.

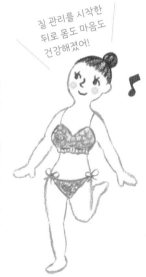

질 관리를 시작한 뒤로 몸도 마음도 건강해졌어!

건강한 생활 리듬으로 바뀌어 밤에 잘 자고 아침에는 개운하다.

대사가 활발해져 다이어트를 하지 않아도 몸 라인이 살아난다.

피부와 모발이 촉촉해지고 윤기가 생긴다.

생리전증후군, 생리통이 약해진다.

섹스가 즐거워진다.

변비, 설사 등 소화기관 문제가 개선된다.

임신이 잘 되는 몸
만들기

질을 단련해 섹스를 즐기자

임신을 하기 위해 임신에 도움이 되는 책을 읽거나, 몸을 만드는 등 여러모로 애쓰는 사람들이 많습니다. 지금 우리 시대는 뭔가 특별한 활동을 하지 않으면 임신이 힘들 정도로 생명을 잉태하는 능력이 약해졌는지도 모릅니다.

임신은 남성, 여성 모두 함께 고민해야 하는 일이지만, 특히 아기를 배 속에 품고 키워야 하는 여성은 자신의 몸을 건강하게 지키는 일이 무엇보다 중요합니다. 영양적으로 균형 잡힌 식사와 질 좋은 수면을 취해야 함은 기본이고, 몸이 차가워지지 않게 조심하고, 스트레스도 피해야 합니다.

질과 골반 관리 역시 소홀히 해서는 안 됩니다. PART 2에 나오는 방법으로 질 주변을 마사지해 촉촉함을 유지하고, 질과 골반저근을 단련해 질 주위를 건강하게 관리해야 합니다.

질과 골반을 잘 관리하면 질이 촉촉해지고 탄력과 조임이 좋아져 몸은 성적 자극에 민감하게 반응합니다.

쾌감을 느끼면 조임은 더 좋아지고 애액도 충분히 분비됩니다. 여성이 오르가슴에 도달하면 애액의 점도가 높아져 정자를 꽉 붙잡아 자궁으로 운반하는 힘이 좋아집니다. 즉, 임신이 잘 되는 몸이 되는 것이지요. 단, 여성의 오르가슴은 매우 섬세해서 진심으로 편안하지 않으면 좀처럼 오를 수 없습니다. 오로지 임신을 목적으로 섹스하는 사람도 있을 테지만, '반드시 임신해야 해'라는 생각은 무의식중에 조금씩 브레이크를 걸어 오르가슴을 방해할 수도 있다는 사실을 기억합시다.

섹스나 성욕은 인간의 본능이며 매우 자연스러운 현상입니다. 임신도 중요하지만 섹스를 통해 자신의 여성성과 파트너와의 관계를, 긍정적이고 적극적으로 즐기려는 마음이 더 중요하지 않을까요?

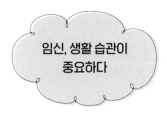

임신, 생활 습관이 중요하다

여성호르몬의 균형이 깨지면 배란 기능이 떨어져 불임이 될 수도 있습니다. 우선은 생활 습관부터 바로 잡읍시다.

- ☐ 스트레스를 쌓아두지 않는다.
- ☐ 냉증을 없앤다.
- ☐ 적당한 운동을 한다.
- ☐ 무리한 다이어트는 하지 않는다.
  너무 말라도 너무 뚱뚱해도 좋지 않다.
- ☐ 균형 잡힌 식사를 한다.
- ☐ 금연한다.

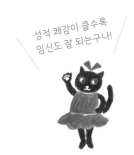

성적 쾌감이 클수록 임신도 잘 되는구나!

임신하면 질과 골반은
어떻게 될까?

임신·출산으로 크게 손상된다

임신은 새로운 생명을 선물 받는 매우 기쁜 일입니다. 하지만 한편으로는 여성의 몸에 큰 부담을 주는 일이기도 합니다. 특히 질과 골반은 아기라는 큰 보물을 열 달 동안 품고 있다가 때가 되면 세상으로 내보내야 하는 중대한 역할을 맡고 있습니다.

유연성이 뛰어난 질 근육은 진통과 함께 크게 벌어지면서 산도를 통해 아기를 세상으로 내보냅니다.

불과 2~3센티미터밖에 되지 않는 작은 질구에서 3000그램이나 되는 아기가 태어나는 출산 과정은 질 주변에도 큰 상처를 남깁니다. 회음이 찢어지기도 하고 가위로 음부를 잘라 질구를 넓히는 회음절개를 하기도 합니다.

출산 전부터 질 주변을 오일로 마사지하면 질이 부드러워져 아기가 산도를 수월하게 통과할 수 있고, 그러면 출산이 편해집니다. 또 산후 회복도 빠릅니다.

임신은 골반이 뒤틀어지는 원인이 됩니다. 임신 20주차쯤 되면 호르몬 작용으로 골반 뼈를 연결하는 인대가 느슨해지면서 골반도 느슨해집니다.

아기가 산도를 잘 빠져나갈 수 있도록 준비하는 자연스러운 현상인데, 이 때 임신으로 체중이 늘고 자세두 변하기 때무에 골바이 틀어질 수 있습니다.

그뿐 아니라 골반을 크게 벌려 아기를 낳는 출산 과정도 골반 인대와 관절을 크게 손상시킵니다. 이로 인해 출산 후 골반이 휘청휘청 불안정해지거나 요실금과 요통, 고관절 통증 등이 생기기도 합니다.

출산 후 2~4주 정도 기다려 자궁이 회복된 것 같으면 골반 틀어짐을 바로 잡는 골반저근 강화 훈련을 시작하도록 합니다.

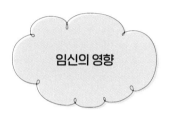

임신의 영향

임신 · 출산을 거치며 여성의 몸은 크게 변합니다. 상황에 맞는 적절한 관리가 중요합니다.

임신 초기~중기

호르몬 상태가 변해 야간 빈뇨나 요통이 발생하기도 한다. 비스듬히 앉는 등 골반이 틀어질 수 있는 자세는 피한다. 면역력도 떨어지므로 질 주위를 청결히 관리해 질 감염증을 예방한다

임신 후기

아기 체중 때문에 자궁이 무거워지고 골반저근과 고관절에도 부담을 주어, 요실금, 요통, 고관절통을 겪기도 한다. 골반 벨트나 골반저근 강화 운동으로 골반 틀어짐을 예방한다.

출산~출산 직후

골반이 완전히 벌어지면서 출산 직후에는 골반이 휘청휘청 불안정해진다. 회음절개로 질 주위 피부가 손상되기도 한다. 무리하지 말고 휴식을 취하는 것이 중요하다.

산후 반년 이내

틀어졌던 골반이 원래대로 돌아오고 손상된 골반저근이 회복되는 시기. 골반저근 강화 훈련과 골반 요가로 틀어짐을 바로잡는다. 질 주위를 오일로 마사지하는 것도 추천한다.

갱년기 몸
다스리기

갱년기는 질과 골반에도 영향을 준다

갱년기가 되어서 본격적으로 여성호르몬이 감소하면 질과 골반도 영향을 받습니다. 질 건조에 골반 처짐, 그리고 외음부 가려움증과 요실금, 여기저기 신체적 증상까지. 그야말로 다양한 증상이 나타납니다.

또 갱년기 영향으로 자율신경계의 균형이 깨지면서 몸과 마음 상태도 불안정해집니다. 그렇다고 '갱년기니까 어쩔 수 없어' 하고 포기 모드로 들어가면 절대 안 됩니다. 이때 철저히 생활을 점검하고 질과 골반을 바로잡을 수 있도록 관리를 시작해야 합니다. 그래야 갱년기 증상도 줄일 수 있습니다. PART 4에서 소개할 식물요법도 추천합니다.

폐경 후도 중요합니다. 60대, 70대 이후에도 젊고 건강하게 생활하고 싶다면 여성호르몬 분비량이 감소하지 않도록 노력해야 합니다. 질과 골반 관리는 여성호르몬을 유지시키는 꽤 좋은 방법입니다.

단, 갱년기 증상은 개인차가 심합니다. 개중에는 생활에 지장을 줄 정도로 심한 경우도 있으므로 괴로울 때는 부인과 진료를 받아 치료하도록 합시다.

의사와의 상담을 통해 자신에게 맞는 방법을 찾을 수 있습니다.

· 저용량 경구피임약

약으로 여성호르몬을 집어넣어 호르몬 균형을 조절합니다. 폐경 전 여성에게
처방합니다.

· 호르몬 대체요법 HRT: Hormone replacement therapy

노화로 감소한 만큼만 최소한으로 필요한 여성호르몬을 보충합니다. 지병 등
의 이유로 불가능한 경우도 있습니다.

· 한약

전체적인 몸 상태를 좋게 해 다양한 증상을 개선시킵니다. 효과가 나올 때까
지 시간이 걸리지만 부작용이 적다는 장점이 있습니다.

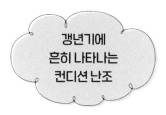
갱년기에 흔히 나타나는 컨디션 난조

갱년기에는 몸도 마음도 처지면서 다양한 증상이 나타나는데,
자칫 큰 병으로 이어지기도 합니다. 갱년기 질환이라고 가볍게
넘기지 말고 우선은 부인과 검사를 받도록 합시다.

심리 증상

- 불면
- 짜증, 우울감
- 기력 저하
- 집중력 감퇴
- 기억력 감퇴

신체 증상

- 생리불순, 부정출혈
- 얼굴 화끈거림과 달아오름, 다한증
- 냉증
- 권태감
- 가슴 두근거림, 숨참
- 어지럼증, 이명
- 혈압 변화

- 어깨 결림, 요통, 관절통, 근육통
- 피부 건조
- 탈모, 흰머리
- GSM(21쪽)
- 비만

질과 골반,
포기하지 않으면
언젠간 좋아진다

여성의 건강을 유지하는 데 중요한 기관

지금까지 질과 골반이 여성의 건강에 얼마나 큰 역할을 하는지에 대해 이야기했습니다. 현대 여성은 스트레스가 많은 환경과 불규칙한 생활 리듬, 몸을 많이 사용하지 않는 생활 습관 등으로 인해 질과 골반이 약해지고 쉬이 틀어지는 환경에서 살아가고 있습니다. 때문에 여성생식기 주변과 생리 관련 고민, 냉증과 어깨 결림, 푸석해진 피부와 모발 등 다양한 문제를 안고 있습니다.

이러한 문제를 단순히 체질이 그러니까, 생리 중이니까, 나이 들었으니까, '어쩔 수 없어'라고 받아들이는 사람이 많은 듯합니다. 하지만 이런 식으로 포기하지 않았으면 합니다. 질과 골반을 정성껏 가꾸면 몸과 마음 상태도 자연스레 좋아집니다.

우리 주변에는 아직도 어떻게 질과 골반을 관리해야 하는지 막연하게 느끼는 사람이 많은 듯합니다. 우선은 자신의 질이 지금 어떤 상태인지부터 제대로 파악합시다.

혹시 평소 컨디션이 들쑥날쑥한가요? 그렇다면 질이 건조하거나 딱딱해지지는 않았는지 점검해봐야 합니다.

질이 건조하면 신체 호르몬의 균형이 무너져 몸도 마음도 자꾸 처집니다. 이럴 때 질과 골반을 관리해주면 몸의 여러 활동을 주관하는 여성호르몬이 정상으로 돌아와 전체적인 컨디션이 좋아집니다.

질과 골반은 여성을 상징하는 부분입니다. 여성의 건강과 매력의 원천이라고 해도 과언이 아닙니다. 매일 관리하며 애정을 쏟아 가꾼다면 여성으로서의 자신감과 여유도 되찾게 될 것입니다.

이 책에서는 질과 골반을 따뜻하고 촉촉하며 부드럽게 만드는 다섯 가지 관리법을 소개하려고 합니다. 꼭 오늘부터 질과 골반 관리를 시작해보세요.

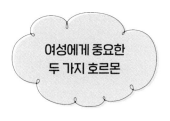
여성에게 중요한 두 가지 호르몬

질과 골반을 관리하면 여성의 몸을 제어하는 호르몬인 에스트로겐(난포호르몬)과 프로게스테론(황체호르몬)이 정상적으로 분비됩니다.

황체기에 분비되어 임신이 잘 되게 한다.

에스트로겐

- 피부와 모발에 촉촉함과 윤기를 준다.
- 대사를 촉진한다.
- 비만을 예방한다(피하지방 재생을 억제한다).
- 기억력을 좋게 한다.
- 혈관을 강화한다.
- 뼈를 튼튼하게 한다.

프로게스테론

- 자궁내막과 자궁근의 움직임을 조절한다.
- 유선을 발달시킨다.
- 혈당치를 정상화한다.
- 체내 수분량을 조절한다.
- 다양한 신체·심리 변화를 일으킨다(화장실에 가고 싶다, 식욕이 좋다, 졸린다, 짜증난다, 우울하다 등).

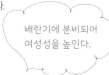
배란기에 분비되어 여성성을 높인다.

촉촉＋따뜻＋유연함을
선사하는
다섯 가지 관리법

질과 골반이 젊어지는 관리법

① 질 주변 세정

질 주변 피부는 매우 민감하므로 매일 부드럽게 꼼꼼히 씻어줍니다. 가려움
이나 건조가 신경 쓰인다면 세정제 등을 사용하지 말고 따뜻한 물로만 씻습
니다.

② 질 주변 보습

씻은 후에는 보디 로션이나 보습 크림으로 외음부를 촉촉이 보습해줍니다.

③ 질 주변 마사지

외음부와 질 안쪽까지 오일로 마사지합니다. 오일마사지를 계속하면 건조, 냄
새, 착색 등이 개선됩니다. 또 몸을 구석구석 만지며 자주 체크하다보면 신체
변화에도 민감해집니다.

④ 골반저근 강화 운동

나이가 들면 누구나 골반저근이 약해집니다. 하지만 혼자서도 단련할 수 있습

니다. 골반저근 강화 운동은 언제 어디서든 할 수 있기 때문에 생각날 때마다 자주 하도록 합시다.

⑤ 골반 요가

골반 요가를 하면 골반 틀어짐이 개선되어 개폐 리듬이 회복됩니다. 또 호흡을 깊게 할 수 있어 자율신경도 안정됩니다.

특히 이 책에는 자궁과 질에 활력을 불어넣어 여성 에너지를 확 끌어올려 줄 요가 자세를 엄선해 담았습니다. 골반 틀어짐과 리듬을 바로잡아 성기능도 함께 끌어올립시다.

또 많은 여성의 고민인 생리통과 어깨 결림, 요통 등과 같은 문제를 해결해 줄 동작도 있습니다. 자신의 몸 상태에 맞는 자세를 찾아 운동해봅시다.

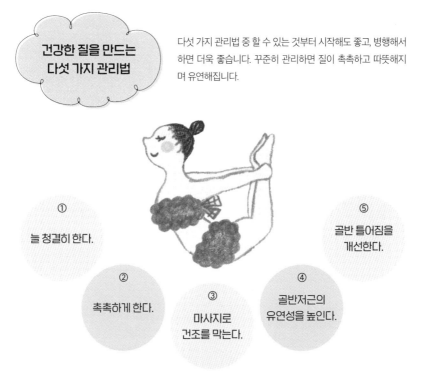

건강한 질을 만드는 다섯 가지 관리법

다섯 가지 관리법 중 할 수 있는 것부터 시작해도 좋고, 병행해서 하면 더욱 좋습니다. 꾸준히 관리하면 질이 촉촉하고 따뜻해지며 유연해집니다.

① 늘 청결히 한다.

② 촉촉하게 한다.

③ 마사지로 건조를 막는다.

④ 골반저근의 유연성을 높인다.

⑤ 골반 틀어짐을 개선한다.

질, 숨기지 말고
당당하자

질 관리는 당연하다

최근에는 인터넷이나 책을 통해 질, 자궁처럼 여성에게만 있는 기관이나 몸에 대해 간단히 정보를 얻을 수 있게 되었습니다.

이미 미국이나 유럽에서는 여성이 자신의 건강을 지키는 방법으로 질 관리가 너무도 당연합니다. 하지만 한국이나 일본과 같은 동양에서는 여전히 이해가 부족한 것 같습니다. 질을 관리한다고 하면 성적인 색안경을 쓰고 바라보는 사람도 있고, 섹스나 배설과 관련된 곳이라 그런지, 부끄럽다, 되도록 생각하고 싶지 않다고 손사래를 치는 사람도 있습니다. 하지만 질과 마주보는 일은 여성의 건강과 평생 떼려야 뗄 수 없는 매우 진지하고 중요한 일입니다. 질과 골반은 여성에게 매우 중요한 부분이며, 여성의 건강과 매력의 '원천'이기도 하니까요. 부끄러워하지 말고 자신의 일부인 질과 골반에 더 관심을 가지도록 합시다.

또 자연의 일부인 인간에게 질, 생리, 섹스와 관련된 화제는 지극히 자연스러워야 합니다. 하지만 지금껏 금기시되어 왔습니다. 주위 사람이 꺼려할지

모르니 너무 서슴없이 떠드는 일은 삼가야겠지만, 그래도 여자끼리는 좀 더 자주 이야깃거리로 삼아도 좋지 않을까요? 질 관리에 관한 이야기나 고민을 서로 공유해보세요. 여성의 가장 중요한 부분을 서로가 긍정적으로 받아들이고 깊이 있는 대화를 나눌 기회가 더 많아졌으면 하는 바람입니다.

그리고 열심히 얼굴이나 몸매를 관리하듯 오늘부터 질과 골반 건강에도 에너지를 쏟아보세요. 일상적인 질과 골반 관리야말로 최고의 노화 방지법입니다. 분명 몸과 마음이 변하는 것을 실감할 수 있을 것입니다.

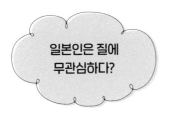

일본인은 질에 무관심하다?

아래 그래프는 미국, 유럽 각 나라와 일본의 자궁경부암을 비교한 그래프입니다. 일본 여성이 얼마나 질에 관심이 없는지가 한눈에 보입니다.

세계 각국의 자궁경부암 사망률과 이환罹患율, HPV 백신 접종률과 자궁경부암 검진 진찰률

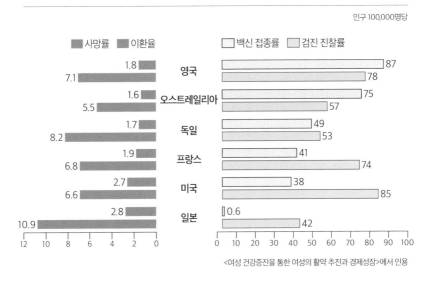

인구 100,000명당

<여성 건강증진을 통한 여성의 활약 추진과 경제성장>에서 인용

* 한국의 경우 자궁경부암의 유병률은 10만 명당 31명 정도이고 사망률은 10만 명당 6.8명 수준이다. 출처: 대한산부인과학회

질과 골반이 약해지면 함께 약해지는
의외의 신체 부위

의외라고 생각할 테지만 질과 골반이 약해지면 목소리가 변합니다. 젊은 시절에 비해 목소리 톤이 낮아지거나 떨리는 것 같다고 느낀 적이 있나요? 목소리 변화는 여성호르몬 감소와 목의 기능 저하라는 노화 원인도 있지만, 건조, 근육이 쇠약해진 것도 한 원인입니다. 목은 점막과 근육으로 이루어져 있는데, 질과 구조가 같습니다. 따라서 목소리의 변화는 질이 약해졌다는 신호입니다.

골반 주변 근육이 약해지면 자신뿐 아니라 타인에게까지 큰 피해를 줄 수 있습니다. 최근 고령자가 액셀과 브레이크를 잘못 밟아 발생하는 교통사고가 세간의 주목을 끌고 있습니다. 나이가 들어 주의력과 순간 판단력이 약해진 탓도 있겠지만, 한편으로 신체적인 원인도 간과해서는 안 됩니다. 골반 주변 근육이 약해지면 다리를 안쪽으로 끌어당겨 브레이크를 밟는 동작도 어려워집니다. 나이가 들면 다리가 점점 O자 모양으로 휘면서 다리를 중심으로 되돌리는 힘이 약해지거든요. 그 결과 '브레이크를 밟으려고 했는데 액셀을 밟아버렸다'는 등골이 오싹해지는 일들이 일어나는 것입니다.

골반은 그야말로 우리 몸의 '한 가운데'에 위치한 부분입니다. 몸과 마음의 젊음을 위해서는 물론이고, 건강과 안전을 지키기 위해서라도 반드시 관리해야 합니다.

몸이 좋아하는
질과 골반 관리법

지금부터는 질과 골반 관리 실천편입니다!

소개할 관리법은 다섯 가지.

대부분 금방 할 수 있고 간단합니다.

당장 오늘부터 실천해보세요.

상태가 회복되면서 몸의 가벼워지는 것이

느껴질 겁니다.

실천! 질과 골반을 가꾸는
다섯 가지 관리법

먼저 외음부를
확인해볼까요?

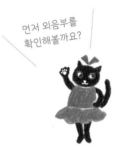

관리법 **1** 질 주변 세정

질 주변외음부은 시간을 들여 부드럽게 씻으세요. 대음순, 소음순 등을 꼼꼼히 씻으면 냄새, 착색, 냉증 등 신경 쓰이는 증상이 줄어듭니다. 익숙해질 때까지는 거울로 체크하며 씻으면 좋습니다.

→ 69쪽~ 참고

타이밍   **매일, 주 1~2회는 거울을 보며 정성껏**

주의사항 • 외음부를 손톱으로 찌르지 않는다.
        • 박박 문지르지 않는다.
        • 질 안은 자정 작용이 있으므로 보디 샴푸는 사용하지 않는다.

관리법 2 질 주변 보습

질 주변 피부는 눈꺼풀보다 건조하기 때문에 수분 증발이 빠른 것이 특징입니다. 또 하루 종일 속옷에 덮여 있기 때문에 더욱 쉬이 건조해집니다. 따라서 목욕 후 수건으로 몸을 닦기 전에 질 주변부터 보습해주어야 합니다. 얼굴이나 몸 관리와 마찬가지로 매일 보습에 힘쓰도록 합니다.

→ 72쪽~ 참고

타이밍　　**매일**

주의사항　• 얼굴보다 질 보습이 먼저다.
　　　　　• 심하게 문지르지 않는다.
　　　　　• 피부에 맞지 않는 보습제는 즉시 사용을 중단한다.

관리법 3 질 주변 마사지

미국이나 유럽에서는 질 마사지 전문가가 있을 정도로 질 마사지에 대한 인식이 일반적입니다. 외음부나 질 안을 마사지하면 혈류가 좋아져 질이 따뜻해집니다. 질이 따뜻해지면 여성호르몬이 안정되어 여성 특유의 컨디션 난조가 개선됩니다. 모발과 피부에도 윤기가 도는 등 미용 효과도 있습니다. 시도해본 적이 없다면 이번 기회에 꼭 도전해보세요.

→ 74쪽~ 참고

타이밍　　**주 2~3회**

주의사항　• 생리 시작 후 3일 동안은 하지 않는다.
　　　　　• 손가락을 넣어 아플 때는 외음부만 마사지한다.
　　　　　• 컨디션이 좋지 않을 때는 하지 않는다.

관리법 **4** 골반저근 강화 운동

골반저근은 나이가 들거나 습관이 잘못 들면 쉽게 약해집니다. 골반저근이 약해지면 질 냉증, 요실금, 자세 변형 등 여러 불편한 증상이 나타나므로 의식적으로 골반저근을 움직이는 운동을 합시다. 골반저근 강화 운동은 비결만 알면 어디서든 할 수 있다는 점이 최대 장점입니다. 업무 중, 출퇴근 중, 취침 전 등 생각났을 때마다 바로 해보길 바랍니다.

→ 80쪽~ 참고

타이밍	**언제 어디서나**
주의사항	• 생리 기간 중에는 하지 않는다.

관리법 **5** 골반 요가

요가는 골반 틀어짐과 리듬을 바로잡는 데 효과적입니다. 질과 자궁의 힘을 높이는 자세와 여성 특유의 컨디션 문제를 해소하는 자세를 중점적으로 소개합니다. 또 요가를 하면 호흡이 깊어져 온몸의 혈액순환이 좋아지기 때문에 심신이 안정됩니다. 우선은 기본적인 호흡법부터 익히도록 합시다.

→ 88쪽~ 참고

질과 골반 관리를 시작해보자!

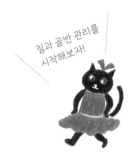

질 주변 세정

질 주변을 꼼꼼히 씻자!

질 주변 중에서도 외부와 직접 닿는 외음부는 민감하면서도 오염물이 잘 쌓이는 곳입니다. 몸을 씻는 김에 후다닥 씻는 정도로는 더러움이 제거되지 않습니다. 그렇다고 박박 힘주어 씻으면 상처가 날 수도 있습니다. 기본적으로 매일 씻되, 주 1~2회 정도는 거울로 잘 확인하면서 씻기를 권합니다.

외음부에는 대음순이나 소음순처럼 주름진 부분이 있어 주름 사이에 배설물이나 체액, 때가 잘 낍니다. 주름 사이사이를 꼼꼼히 확인하며 정성스럽게 씻습니다. 전용 비누로 거품을 풍성히 내, 손가락 살 부분으로 부드럽게 씻으면 됩니다. 손톱에 찔릴 수도 있으므로 손톱을 짧게 잘라두어야 하며 문질러서도 안 됩니다.

음핵은 사람에 따라서는 포피가 크게 발달해서 안쪽에 찌꺼기가 잘 끼기도 합니다. 포피를 들추어 구석구석까지 잘 체크합시다. 질 안은 손가락으로 살살 어루만지며 따뜻한 물로 씻습니다. 이때 샤워 물줄기가 질 안쪽에 직접 닿지 않도록 조심합니다.

질 주변 세정법

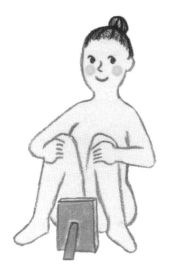

1

욕실 바닥에 무릎을 세우고 앉아 외음부가
보이는 위치에 거울을 놓는다.

2

손바닥을 미지근한 물에 적신 다음 전용 비누를
비벼 거품을 풍성히 낸다.

3

외음부 전체를 손으로 감싸듯 씻는다.

4

대음순을 손가락으로 집어 안쪽까지
체크하면서 손가락 살 부분으로 부드럽게
씻는다.

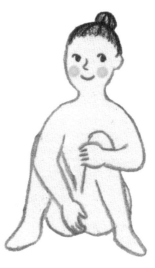

5

소음순 주름도 같은 방법으로 씻는다.

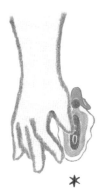

6

음핵 포피를 들추어 손가락 살 부분으로
안쪽을 부드럽게 씻는다.

7

항문 주변을 씻는다. 주름 사이에 이물질이 잘
끼므로 주름을 들추며 씻는다.

일주일에 1~2번은
거울을 보면서 씻어요!

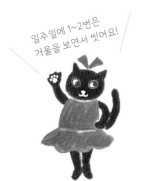

8

샤워기로 마무리한다. 샤워 물줄기가 질에
직접 닿지 않게끔 주의한다.

플러스 알파

민감 부위 전용 비누는 대형마트나 드럭스토어에서 구입할
수 있습니다. 일반 보디 샴푸 코너가 아닌 생리용품 코너에
진열된 경우가 많습니다. 하지만 종류가 다양하지 않으므
로 인터넷 쇼핑몰에서 구입하는 것을 추천합니다.

질 주변 보습

얼굴보다 질 보습이 먼저!

목욕이 끝나면 제일 먼저 보습제를 발라야 할 곳은 얼굴, 몸이 아니라 질 주변 입니다.

질 주변은 피부가 얇고 피부를 보호하는 각질층도 없기 때문에 얼굴보다 건조 속도가 훨씬 빠릅니다. 순식간에 수분이 증발해 건조해지므로 보습효과 를 높이기 위해서라도 목욕이 끝나는 즉시 수건으로 눌러 물기를 제거한 뒤 바로 로션 또는 크림을 대음순과 소음순, 항문 주변에 부드럽게 바릅니다.

평소 사용하는 보디 로션이나 크림도 상관없습니다. 최근에는 질 주변에 발라도 부담이 없는 전용 보습 크림도 많이 있습니다.

로션을 얼굴에 바를 때 탁탁 두드리거나 박박 문지르는 사람이 있는데, 피 부가 상해 주름이 생기는 원인이 됩니다. 하물며 얼굴보다 더 민감한 질 주위 를 관리할 때 이 같은 행동은 절대 피해야 합니다. 로션이나 크림을 손에 덜어 따뜻하게 데운 뒤 부드럽게 발라 흡수시키는 방법이 가장 좋습니다.

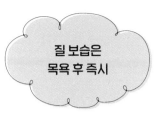

**질 보습은
목욕 후 즉시**

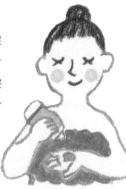

목욕이 끝나면 바로
관리합시다.

건조가 걱정되는 부분은
특별히 더 꼼꼼히 바릅니다.

화장솜보다 손바닥으로
부드럽게 바르는 것이
좋습니다.

단, 질 안에 직접 바르지 말 것!

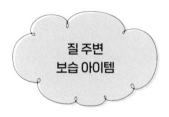

**질 주변
보습 아이템**

평소 사용하는 피부 관리 제품을 질 주변에 발라도 좋습니다. 최근에는 대형마트나 인터넷 쇼핑몰에서 민감 부위 전용 보습제를 구입할 수 있습니다.

오일

검지와 중지, 약지에 오일을 묻혀 외음부를 감싸듯이 바릅니다. 오일을 흡수시킨 화장솜을 올려놓는 방법도 추천합니다.

크림, 젤 타입

검지, 중지에 덜어 손가락 살 부분을 사용해 부드럽게 바릅니다. 끈적임이 신경 쓰이면 티슈로 닦아내세요.

바세린

건조한 피부가 서로 스치며 발생하는 음부 가려움증에는, 저자극 바세린으로 보습하는 방법이 효과적입니다. 단, 질 점막에는 바르지 않습니다.

질 주변 마사지

질 자가 진단과 질 기능 향상

질 주변을 올바르게 세정하는 법, 보습하는 법을 이해했다면 오일을 사용해 질 주변 마사지를 해봅시다. 손가락으로 외음부와 질 안을 직접 마사지하면 질 주변의 혈류가 좋아지면서 축축함과 탄력이 돌아옵니다! 골반저근에도 작용해 요실금 예방에도 좋습니다. 또 직접 질을 만져 상태를 체크하기 때문에 질병 등의 징후를 빠르게 포착할 수 있습니다.

일주일에 2~3번, 목욕 후 몸의 온기가 가시기 전이 적기입니다. 오일마사지 자체가 질 주변 보습도 되기 때문에 오일은 닦아내지 않고 그대로 둡니다.

질 속에 손가락을 넣는 행위에 거부감이 들거나 건조해서 아프다면 처음에는 외음부만 마사지합니다. 외음부 마사지만 꾸준히 해도 질이 저절로 촉촉해져서 나중에는 손가락을 넣어도 아프지 않을 정도로 회복됩니다. 우선은 몸과 마음이 편해야 하므로 무리는 하지 맙시다.

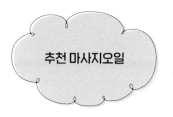

추천 마사지오일

마사지오일은 불순물이 포함되지 않은 식물성 제품을 사용합니다. 검지 두 마디를 질에 넣을 수 있게 되었다면 질 내부를 확인하면서 마사지합시다.

스위트아몬드오일

비타민A와 B군, 비타민E 등이 함유되어 혈류 증진 효과가 높은 오일입니다. 전용 제품을 내추럴 피부 관리 매장이나 아로마테라피 전문점, 인터넷 쇼핑몰 등에서 구입할 수 있습니다.

참깨오일

항산화물질인 참깨 등이 들어 있어 체내 산화물질을 줄이고 독소를 제거하는 효과가 있습니다. 인터넷 쇼핑몰이나 내추럴 피부 관리 매장에서 구입할 수 있습니다.

주의! 사용 전 반드시 사용할 오일로 패치 테스트를 합시다!

1 소량을 덜어 팔 안쪽 피부에 바릅니다.
2 잠시 그대로 둔 뒤 붉은 기나 발진 등이 생기는지 확인합니다.

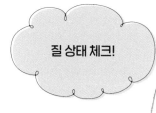

질 상태 체크!

질 벽 상태
촉촉하고 건강한 질은 울퉁불퉁하고 까칠까칠합니다. 반대로 건조한 질은 맨들맨들합니다. 마사지를 계속하면 변화가 생기므로 처음 감촉을 기억해두었다가 회복 정도를 체크하는 기준으로 삼읍시다.

자궁 입구 위치
질 안쪽까지 손가락을 넣으면 자궁경부라고 불리는 탄력 있는 부분이 만져집니다. 출산이 다가오면 자궁 입구가 밑으로 처져 질에 손가락을 넣었을 때 바로 만져지지만, 출산 예정이 없는데도 바로 만져진다면 자궁이 처졌을 수도 있습니다.

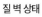

방광 위치
질 입구 가까이, 복부 쪽 벽이 튀어나왔다면 방광이 처졌을 가능성이 있습니다.

질 주변 마사지에 도전!

1 대음순

- 마사지오일을 손에 덜어 오른손 엄지, 검지, 중지에 묻힌다.

- 음부 전체를 손바닥으로 감싸 손가락 살 부분으로 부드럽게 어루만지며 오일을 바른다.

- 딱딱한 부분이 있으면 부드럽게 풀어주듯 마사지한다.

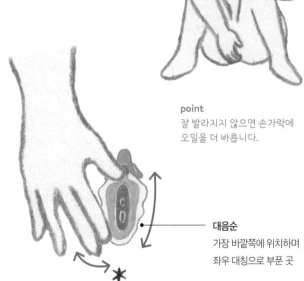

point
잘 발라지지 않으면 손가락에 오일을 더 바릅니다.

대음순
가장 바깥쪽에 위치하며 좌우 대칭으로 부푼 곳

2 소음순

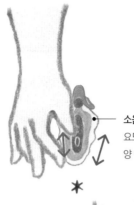

소음순
요도구와 질구의
양 옆 주름

• 소음순을 손가락 살 부분으로 꼬집듯이 오일을 바른다.

point
꼬집었을 때 시원한 정도가 좋습니다.

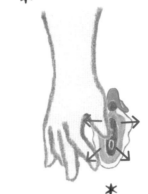

• 소음순의 주름 안쪽에도 손가락을 넣어 부드럽게 어루만진다. 질 입구 주변에도 오일을 바른다.

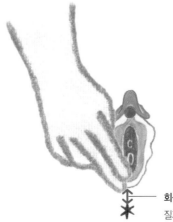

3 회음

회음
질과 항문 사이

• 회음을 부드럽게 마사지하면서 오일을 바른다.

4 질 속

질에 검지를 넣는다

검지에 오일을 충분히 바른 후 조금씩 질 속에
집어넣는다.

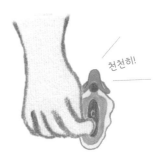

천천히!

마사지한다

검지 두 마디 정도까지 들어갔으면 질 벽을 천
천히 꾹꾹 누른다.

point
복부 쪽 질 벽을 반 바퀴 돌면 끝

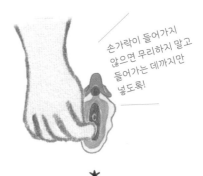

손가락이 들어가지
않으면 무리하지 말고
들어가는 데까지만
넣도록!

질에 엄지손가락을 넣는다

엄지손가락 두 마디 정도까지 오일을 충분히 묻
힌 뒤 손가락 살 부분이 항문을 향하도록 해 조
심스럽게 넣는다.

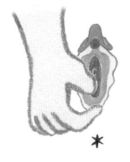

회음을 마사지한다

질 속에 넣은 엄지와 회음 부분을 잡은 검지로
부드럽게 풀어준다.

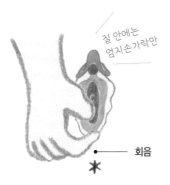

질 안에는
엄지손가락만

회음

직장과 항문을 자극한다

엄지를 두 마디까지 더 깊숙이 집어넣어 엉덩이
쪽 질 벽을 누른다.

point
엉덩이 쪽 질 벽을 반 바퀴 돌면 끝

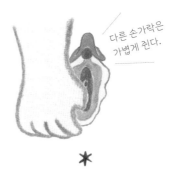

다른 손가락은
가볍게 쥔다.

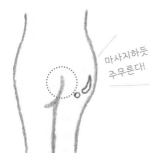

마사지하듯
주무른다!

5 항문 주위

- 오일을 손바닥에 덜어 충분히 묻힌 뒤 마사지
  하듯 주무르면서 항문 주위에 오일을 바른다.

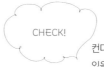

CHECK!

컨디션이 좋지 않을 때, 통증과 불쾌감이
있을 때는 무리하지 말고 중지합니다.

골반저근 강화 운동

골반저근 강화 운동이란?

PART 1에서 설명한 대로 골반저근은 나이가 들면서, 혹은 오랜 기간 몸에 밴 잘못된 생활 습관 때문에 점점 약해집니다. 특히 하반신을 사용하지 않는 현대 사회에서는 젊은 사람도 골반저근이 쉽게 쇠약해집니다. 약해진 골반저근은 질 건조와 냉증, 요실금, 빈뇨, 변실금, 변비, 생리 관련 컨디션 저하, 요통과 어깨 결림 등 온몸에 다양한 부작용을 일으킵니다.

여기서는 골반저근을 튼튼하게 회복시켜주는 강화 훈련을 소개합니다. 몸의 다른 근육과 마찬가지로 골반저근도 단련하면 탄력이 생겨 강해집니다.

그럼 실제로 어떻게 단련하면 될까요? 간단히 말하자면 '의식해서 골반저근을 움직이는 것'입니다. 우리는 배뇨나 배변을 할 때 무의식적으로 요도와 항문을 열고 닫습니다. 이 무의식적인 행동을, 의식적인 행동으로 바꾸어 호흡과 함께 이완·수축시키는 것이지요. 언제 어디서든 할 수 있는 만큼 꾸준히 하면 효과도 큽니다. 습관을 들여 꼭 매일 해보길 바랍니다.

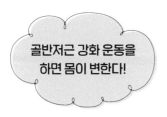

골반저근 강화 운동을 하면 몸이 변한다!

골반저근을 운동하는 습관을 들이면 요실금 등의 고민이 개선될 뿐 아니라, 자세가 개선되고 몸의 전체적인 컨디션이 좋아집니다.

배뇨, 배변 고민 해소

요도구, 질구, 항문의 조임이 좋아져 요실금과 빈뇨가 개선될 뿐 아니라 방귀를 참지 못하는 고민도 해소됩니다. 치질과 변비, 설사에도 효과적입니다.

여성호르몬 안정

여성호르몬 작용이 안정되면서 여성 특유의 컨디션 난조가 개선됩니다. 모발, 피부에 윤기가 도는 등 미용에도 좋습니다.

질 노화 방지

골반이 따뜻해지면 질의 촉촉함과 탄력이 돌아옵니다.

혈류가 좋아지고 면역 기능도 향상

골반 내 혈류가 좋아져 내장의 움직임이 안정됩니다. 어깨 결림, 요통 등 냉증으로 인한 컨디션 저하도 개선됩니다. 체온이 올라가 면역력도 좋아집니다.

자세, 몸매가 좋아진다

올바른 방법으로 골반저근 강화 훈련을 하면, 하복부의 속 근육도 단련되기 때문에 똥배가 들어갑니다. 또 자세가 좋아져 호흡이 깊어지고 신진대사가 활발해지면서 살이 잘 빠지는 체질로 변합니다.

골반저근 강화 운동을 해보자!

똑바로 누우면 잘 느껴진다

골반저근 강화 운동이 처음이라면 우선 똑바로 누워봅시다. 서거나 앉은 자세에서는 내장이 골반저근에 올라탄 상태가 됩니다. 그래서 골반저근이 내장의 무게에 눌려 잘 움직이지 않습니다. 반면 누우면 중력에서 자유로워지므로 골반저근을 이완·수축시키는 감각이 더 잘 느껴집니다.

강화 훈련을 할 때 가장 중요한 것은 호흡입니다. 숨을 들이마시면 폐가 공기로 부풀면서 횡격막이 아래로 내려가 골반저근이 이완됩니다. 반대로 숨을 뱉으면 횡격막이 올라가면서 골반저근도 위로 올라갑니다. '숨을 뱉으면 질이 수축되고,' '숨을 들이마시면 질이 이완된다'는 사실을 떠올리며 호흡해봅시다.

또 하나 매우 중요한 포인트는 몸의 모든 구멍을 의식하는 일입니다. 처음에는 어려울지 모르지만, 항문, 질, 요도를 따로따로 움직인다는 이미지를 떠올리는 것이 중요합니다.

아침에 일어났을 때 누운 자세에서 이 운동을 하면 하루를 활기차게 시작할 수 있을 것입니다.

골반저근 강화 운동

1

똑바로 누워 다리를 허리 너비만큼 벌리고 무릎을 세웁니다.

2

먼저 항문을 3초 동안 힘껏 조였다가 빠르게 훅 힘을 뺍니다. 이 동작을 5회 반복합니다.

point
방귀를 참듯이!

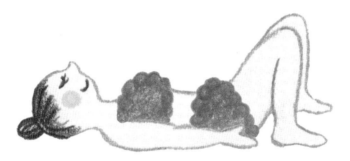

3

다음에는 질·요도를 3초 동안 힘껏 조였다가 빠르게 훅 힘을 뺍니다. 5회 반복합니다.

4

숨을 크게 들이마셨다가 뱉으면서 골반저근 전체를 몸 안쪽으로 끌어당겨 5~10초 유지합니다. 2~3회 반복합니다.

point
질을 배 쪽으로 끌어당기는 느낌으로!

point
몸에 힘을 빼고 편안한 상태에서 합니다. 코호흡이 기본이지만, 코로 들이마시고 입으로 내뱉어도 됩니다. 뱉으면서 조이고 들이마시면서 풉니다.

골반저근을 움직이지 못하는
사람을 위한 운동법

손가락을 넣어 골반저근의 조임을 확인

골반저근은 속 근육인 만큼 밖에서 움직임을 확인하기가 어렵습니다. 그래서 처음에는 감을 잡기가 어려울지도 모릅니다. 앞서 소개한 골반저근 강화 운동이 막연하게 느껴진다면, 질에 손가락을 넣어 골반저근의 움직임을 느껴보세요.

질 주변을 마사지할 때도 좋고, 욕조 안에서 해도 좋습니다.

먼저, 다리를 세우고 앉은 자세에서 부드럽고 조심스럽게 질 안에 손가락을 넣어 조여줍니다. 골반저근 전체를 끌어올린다는 느낌으로 하면 됩니다. 손가락이 빨려 들어가는 듯한 느낌이 든다면 제대로 한 것입니다.

골반저근은 요도구, 질, 항문을 에워싸고 있는데, 각 기관이 수축하거나 이완할 때 움직입니다. 질 안에 손가락을 넣고 해보면 질, 요도구, 항문 각각의 움직임이 더 생생히 느껴질 것입니다.

골반저근 강화 운동 중에 엉덩이와 안쪽 허벅지 근육이 크게 움직인다면, 골반저근이 움직이고 있지 않다는 증거입니다. 외음부 주변 근육에만 집중해 힘을 줍니다.

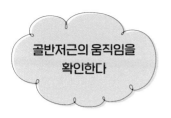

골반저근의 움직임을 확인한다

욕조에 몸을 담그고 실제로 질에 손가락을 넣어 조여봅시다. 손톱은 미리 짧게 깎고 손가락도 청결히 합시다.

1

다리를 세우고 앉아 다리를 살짝 벌린다.

2

검지를 조심스럽게 질 안에 넣는다.

point
잘 들어가지 않으면 손가락에 오일이나 로션을 바릅니다. 들어가지 않거나 통증이 느껴진다면 무리하게 하지 않습니다.

3

손가락 두 마디까지 들어가면 손가락이 빨려 들어갈 정도로 질에 힘을 주어서 조입니다.

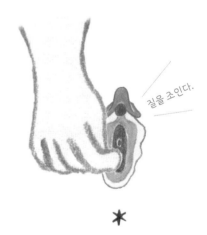

질을 조인다.

*

point
질을 조여 손가락이 안으로 빨려 들어가는 감각을 느낍니다.

🌸 언제 어디서나 습관처럼!

세 가지 자세로 도전!

호흡과 골반저근의 움직임을 의식할 수 있게 되었다면 다른 자세에도 도전해봅시다.

기본적으로 골반저근 강화 운동은 어떤 자세에서든 할 수 있으며 효과도 같습니다. 자세를 바꾸어서 해보면 질과 항문의 움직임이 더 잘 느껴지므로 꼭 시도해보기 바랍니다.

골반저근 강화 운동은, 특별한 기구가 필요 없고 장소의 구애를 받지 않는다는 점이 좋습니다. 또 몸 안쪽 근육을 사용하기 때문에 겉으로는 운동하는 모습이 전혀 보이지 않습니다. 출퇴근 전철 안에서도, 신호 대기 중에도, 걸으면서도, 언제 어디서든 골반저근을 단련할 수 있습니다. 문득 생각날 때마다 조였다 풀기를 반복해봅시다. 83쪽의 2~4를 반복하며 아예 버릇을 들이면 자연스럽게 골반저근이 튼튼해집니다.

단, 생리 기간 중이거나 컨디션이 좋지 않을 때는 무리하지 말고 쉬도록 합시다.

골반저근 강화 운동 - 응용편

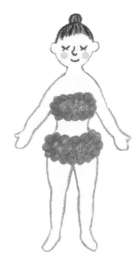

선 자세

- 등을 쭉 펴고 서서 어깨 힘을 뺀다.
- 다리를 허리 너비만큼 벌린다.
- 엉덩이와 넓적다리 근육이 움직이지 않도록 한다.

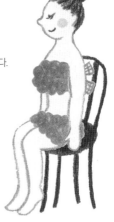

앉은 자세

- 등을 쭉 펴고 앉아 어깨 힘을 뺀다.
- 무릎은 자연스럽게 힘을 뺀다.
- 허리가 굽지 않도록 주의한다.
- 골반저근을 조일 때 무릎이
  움직이지 않도록 한다.

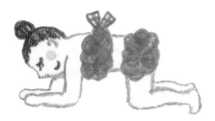

네 발로 기는 자세

- 팔은 어깨 너비, 다리는 허리 너비로 벌리고 무릎 아래쪽을 바닥에 붙인다.
- 어깨 바로 아래에 팔꿈치가 오게 하고 등은 쭉 편다.
- 목은 자연스럽게 떨어뜨리고, 어깨가 굽지 않도록 주의한다.

관리법 **5**

골반 요가

틀어짐과 리듬을 바로잡는다

마지막으로 소개할 관리법은 '골반 요가'입니다. 질 마사지와 골반저근 강화 운동이 질의 촉촉함과 따뜻함을 되찾아준다면, 골반 요가는 '골반 틀어짐과 불안정한 리듬'을 조정해 순환이 잘 되고 안정적인 몸이 되도록 이끌어줍니다.

호흡과 함께 무리하지 않는 선에서 요가 동작을 따라해보세요. 평소 사용하지 않는 근육이 움직이면 몸 구석구석까지 혈액이 전달되어 고루 균형 잡힌 몸이 됩니다.

맨 처음 할 일은, 호흡을 하며 골반과 골반저근을 의식하는 것입니다. 우리 중 대부분은 골반을 함부로 사용해 골반 본래의 능력이 상실된 상태입니다. 기초 레슨으로 잠자고 있던 골반에 에너지를 불어넣읍시다!

골반 틀어짐과 리듬이 정상으로 돌아오면 질에도 긍정적인 효과가 나타납니다. 뒤이어 나오는 '여성 에너지 레벨업' 자세는 여성의 성기능을 증강시키고, 성적 불안감, 컨디션 저하에 모두 효과적인 동작입니다. 마지막에는 여성 특유의 신체적 증상을 소개한 뒤 해결책이 될 요가 동작을 제안했습니다.

골반 요가 프로그램

1 기초 레슨

요가의 기본 호흡법으로 숨을 쉬면서 골반과 골반저근의 움직임을 느낍니다. 깊게 호흡을 하면 온몸 구석구석까지 산소가 전달되면서 혈액 흐름이 좋아져 몸이 편안해집니다. 요가 시작 전에 하면 효과적입니다.

→ 91쪽~ 참고

2 여성 에너지를 끌어올리는 자세

여성의 성기능에 중요한 질과 자궁, 난소에 특히 효과적인 네 가지 자세를 소개합니다. 따라하면 질 냉증과 생리불순, 생리전증후군 등이 개선됩니다.

→ 96쪽~ 참고

3 신체적 증상 해소 자세

많은 여성의 고민인 냉증과 부종, 변비 등 신체적 증상이 있을 때 하면 좋은 자세를 증상별로 소개합니다. 자신의 해당 고민을 찾아 실천해보세요. 물론 여러 동작을 함께해도 좋습니다.

→ 104쪽~ 참고

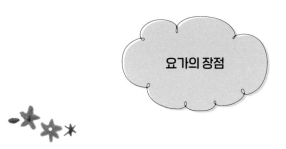

요가의 장점

호흡과 함께 전신 근육을
부드럽게 풀어준다.

속 근육을 포함해 평소 쓰지
않는 근육을 골고루 사용해
혈류를 좋게 한다.

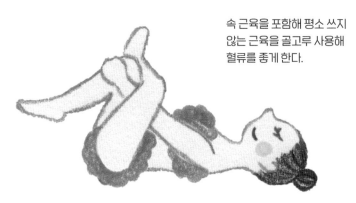

자신의 몸, 마음과 대화하는
습관을 기를 수 있다.

부드러운 움직임 속에 무리 없이
근육이 단련된다.

호흡법으로 자율신경의 기능이
안정된다.

준비물
- 넉넉하고 움직이기 편한 복장
- 속옷은 노와이어를 추천

- 요가 매트

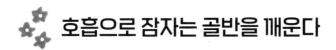

호흡으로 잠자는 골반을 깨운다

바른 호흡법으로 몸의 긴장을 푼다

기초 레슨은 복식호흡에 '골반 스트레칭'과 '골반저근 끌어올리기' 동작을 더해 몸 전체의 긴장을 푸는 준비 운동입니다.

① 복식호흡+골반 스트레칭

· 목적 : 몸에 힘을 빼 골반 주변 근육의 긴장을 풀어줍니다.

배가 크게 부풀어오를 정도로 숨을 들이마셨다가 완전히 내뱉는 복식호흡은 몸의 긴장을 푸는 데 효과적입니다.

② 복식호흡+골반저근 끌어올리기

· 목적 : 복식호흡을 하면서 골반저근을 배 쪽으로 끌어올려 골반저근이 잠에서 깨어나도록 자극합니다.

횡격막을 포함한 속 근육_{몸 속 깊이 위치한 근육}은 복식호흡으로 숨을 뱉을 때 자연스럽게 골반저근을 자극해줍니다.

골반저근을 의식적으로 움직일 수 있게 되면 배를 움직이는 복식호흡뿐 아니라 흉식호흡에서도 골반저근을 움직일 수 있습니다. 흉식호흡을 하면 몸의 기능이 활발해지므로 꼭 시도해보세요.

기초 레슨 1

복식호흡 + 골반 스트레칭

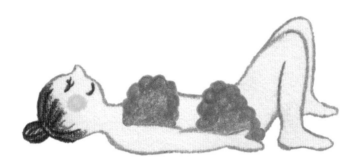

1 똑바로 누워 다리는 허리 너비로 벌리고 무릎은 세운다.

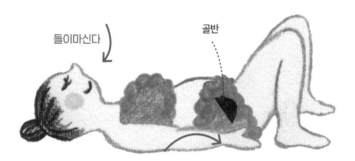

들이마신다

골반

2 천천히 숨을 들이마셔 배를 부풀림과 동시에 골반을 앞으로 기울인다.

point
허리를 뒤로 젖힌다는 느낌으로 하면 골반이 앞으로 기웁니다.

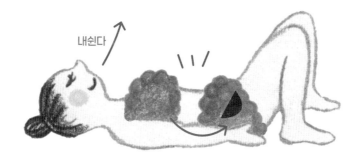

내쉰다

3 천천히 숨을 뱉으며 배를 집어넣고 골반을 뒤로 기울인다.

point
허리를 둥글게 만다는 느낌으로 하면 골반이 뒤로 기웁니다.

4 2분을 기준으로 2~3회 반복한다.

point
허리 움직임이 부드러워지고 등과 골반 주변이 따뜻해지면
근육이 부드러워졌다는 신호입니다.

요가 호흡의 기본

기본은 코 호흡!

코로 들이마시고 내뱉는 코 호흡이 기본입니다.
코 호흡이 힘든 사람은 코로 들이마시고 입으로
내뱉어도 됩니다.

들이마시는 숨과 내뱉는 숨이
되도록 균등하게

5초 동안 들이마셨다면 5초 동안 내뱉는 것처럼
들이마실 때와 내뱉을 때의 시간을 균등하게 조
절합니다.

기초 레슨 2

복식호흡＋골반저근 끌어올리기

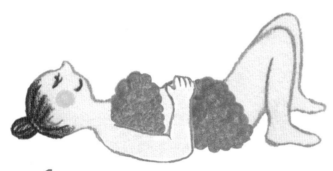

1 배에 손바닥을 대고 천천히 숨을 들이마시며 배를 부풀린다.

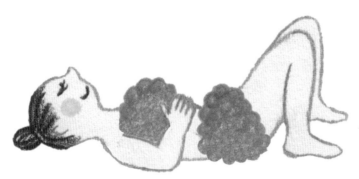

2 천천히 숨을 뱉으며 배를 조인다.

point
이때 골반저근의 움직임에 주목하도록!

3 1~2(복식호흡)를 몇 번 반복하며 골반저근이 이완·수축하는
감각에 집중한다.

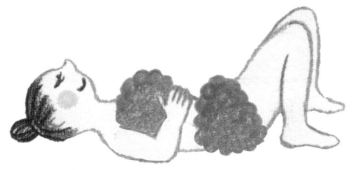

4 숨을 뱉으며 골반저근을 끌어올린다.

point
골반저근을 배 쪽으로 끌어올린다는 느낌으로

호흡 5번

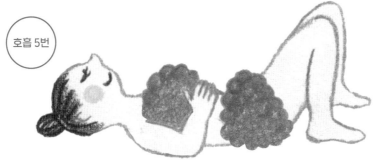

5 골반저근을 끌어올린 채로 숨을 천천히 끝까지 내뱉는다.
골반저근이 올라간 상태에서 복식호흡을 5번 반복한다.

흉식호흡도 해보자

복식호흡에서 골반저근을 끌어올릴 수 있게 되었다면 이번에는 흉식호흡에서도 해봅시다. 흉식호흡을 하면 끌어올리는 감각이 더 선명해집니다. 흉식호흡은 갈비뼈에 손을 대고 갈비뼈 사이사이를 벌리는 느낌으로 숨을 들이마셨다 뱉었다 하면서 흉곽의 조임을 느끼는 호흡법입니다. 가슴이 열리고 닫히는 감각이 느껴지면, 골반저근을 끌어올린 상태에서 여러 번 반복합니다.

흉식호흡에 익숙해지면 이번에는 우자이호흡!

목을 조여 '슈-웃' 하는 마찰음을 내며 하는 흉식호흡을 우자이호흡이라고 합니다. 몸 안쪽에서 에너지가 생성되기 때문에 내장 기능이 활발해집니다. 호흡 소리는 집중력을 높이고 마음을 안정시켜주는 효과가 있습니다.

골반 요가로 여성 에너지를 레벨업하자

자세가 바로잡히면 몸이 촉촉해진다

기초 레슨으로 몸이 따뜻해졌다면 다음은 여성 에너지를 끌어올리는 동작입니다.

소개하는 모든 동작은 여성의 성기능에 작용해 여성호르몬의 균형을 바로잡고 질 냉증 등을 해소시켜줍니다. 여성으로서의 힘과 매력을 갈고닦는 데 제격입니다.

또 골반 주변 근육을 의식하게 되면, 내전근이라 불리는 넓적다리 안쪽 근육과 복근도 활성화됩니다. 그러면 골격을 안정시켜주는 속 근육이 움직여 새우등이나 휜 허리처럼 몸에 부담을 주던 자세가 교정됩니다.

자세가 바로 잡히면 내장도 원래 위치로 돌아오기 때문에 똥배와 변비가 개선되는 등 건강한 효과를 맛볼 수 있습니다.

초보자도 쉽게 따라할 수 있는 간단한 동작이라서 몸이 뻣뻣한 사람도 매일 하다보면 분명 효과가 나타날 것입니다. 하나씩이라도 괜찮습니다. 그 날의 컨디션과 여유 시간에 맞추어 부담 없이 실천해보세요!

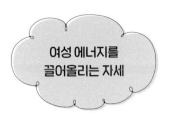

여성 에너지를 끌어올리는 자세

골반저근 약화로 생기는 질병을 예방하고 오래도록 아름다움을 유지하고 싶다면 무엇보다 여성의 성기능을 높여야 합니다. 이를 위한 요가 자세를 소개합니다.

코브라 자세

골반 뒤를 덮고 있는 천골은 여성의 생식기능과 관련이 깊습니다. 엎드린 자세에서 등을 크게 휘는 코브라 자세는 천골 주변 근육의 냉증과 경직을 풀어 요통을 개선해줍니다.

주의!
엎드려서 하는 코브라 자세는 식후에는 삼갑니다. 소화기관을 압박할 가능성이 있습니다.

어깨로 서기 자세

어깨로 서기 자세는 머리가 다리보다 아래에 위치하는 '역자세' 중 하나입니다. 평소 중력의 힘을 받아 아래로 처진 장기를 바른 위치로 되돌리는 효과가 있습니다. 여성스러움을 더하고 온몸에 젊은 기운을 불어넣어줍니다.

주의!
생리 중에는 하지 않습니다.

물고기 자세

가슴을 크게 벌리며 등 근육을 움직이는 물고기 자세를 하면 호흡이 깊어집니다. 또 목을 쭉 늘려 자극하기 때문에 젊고 탄력 있는 목소리를 유지하는 데도 좋습니다. 목소리를 내는 '목'은 성기능 유지에도 매우 중요한 곳입니다.

주의!
생리 중에는 하지 않습니다.

메뚜기 자세

엎드린 자세에서 허리를 크게 휘는 메뚜기 자세는 여성의 성기능 향상을 비롯해 여러 긍정적인 효과가 많습니다. 자세를 좋게 하고, 복압이 가해져 내장 전체를 자극하기 때문에 변비에도 좋습니다.

주의!
엎드려서 하는 메뚜기 자세는 식후에는 삼갑니다. 소화기관을 압박할 가능성이 있습니다.

여성 에너지 레벨업!

코브라 자세

천골 주변 근육의 냉증과 경직은 생식기에 부담을 주어 여성호르몬이 불안정해지는 원인이 됩니다. 코브라 자세를 하면 골반이 전체적으로 따뜻해지기 때문에 여성 특유의 질병과 질 냉증이 개선됩니다.

1 바닥에 엎드려 다리는 어깨 너비로 벌리고 발등은 바닥에 붙인다. 손바닥을 가슴 옆에 대고 준비한다.

2 숨을 들이마시며 복근, 등 근육, 팔 근육을 사용해 가슴부터 치골 위까지를 바닥에서 들어올린다. 팔꿈치는 쫙 펴지 않아도 된다.

point
배를 끌어올려 천골을 세운다는 느낌으로

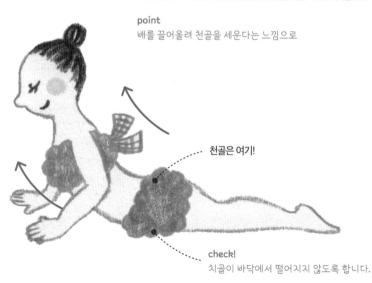

천골은 여기!

check!
치골이 바닥에서 떨어지지 않도록 합니다.

point
어깨뼈를 내리고 팔꿈치를 뒤로 당기며 가슴을 들어올립니다.

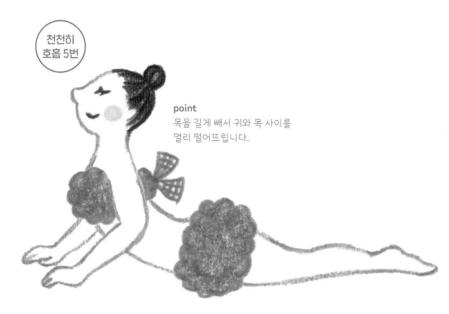

천천히
호흡 5번

point
목을 길게 빼서 귀와 목 사이를
멀리 떨어뜨립니다.

3 호흡을 5번 한 뒤 숨을 뱉으며 엎드린 자세로 돌아온다.

더 간단히!

뱀 코브라 자세

등이 뻣뻣해 코브라 자세가 어려
운 사람에게 좋습니다. 또 코브라
자세에 들어가기 전 준비운동으로
해도 됩니다. 방법은 코브라 자세
와 같지만, 코브라 자세는 상반신
전체를 일으키는 데 비해 뱀 코브
라 자세는 가슴만 들어 올립니다.

1 바닥에 엎드려 다리는 허리 너비로 벌리고 발등은 바닥에 붙
  인다. 손바닥을 가슴 옆에 대고 준비한다.

2 숨을 들이마시며 등 근육을 사용해 가슴을 세워 올린다.
  point 올라가는 만큼만 합니다.

3 자세를 유지한 상태에서 호흡을 5번 반복한 뒤 숨을 뱉으며 내
  려온다.

여성 에너지 레벨업!

어깨로 서기 자세

평소 아래에 위치한 다리가 위로 오도록 뻗으면 밑으로 쳐졌던 장기가 제자리로 돌아옵니다. 여성 성기능과 관계가 깊은 갑상선이 강화되어 성기능이 좋아집니다. 또 내장 기능이 활발해지므로 질 냉증과 건조에도 효과적입니다.

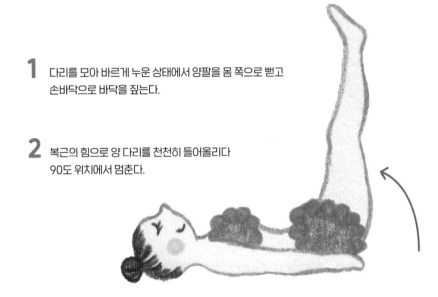

1 다리를 모아 바르게 누운 상태에서 양팔을 몸 쪽으로 뻗고 손바닥으로 바닥을 짚는다.

2 복근의 힘으로 양 다리를 천천히 들어올리다 90도 위치에서 멈춘다.

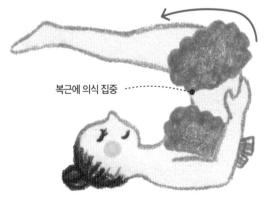

복근에 의식 집중

3 엉덩이와 허리를 들어올리고 양손으로 허리를 지탱한다. 턱은 앞으로 당긴다.

허리도 세운다.

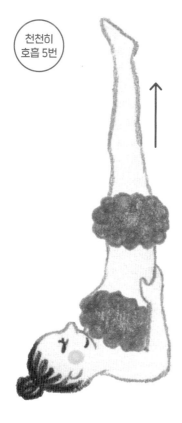

천천히
호흡 5번

4 다리를 하늘을 향하게 뻗고 등에서 발끝까지
곧게 세운다. 이대로 5번 호흡한다.

5 무릎을 굽히고 등을 둥글게 말면서 다리를
천천히 바닥에 내려놓는다. 등뼈 하나하나가
바닥에 닿는다는 느낌으로 내려온다.

주의!
목을 다칠 수 있으니 목은 움직이지 않도록 합니다.

point
반동을 사용하지 않고 복근의
힘으로 들어올립니다.

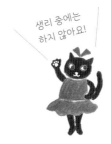

생리 중에는
하지 않아요!

더 간단히!

초보자를 위한 어깨로 서기 자세

복근 힘이 약한 사람은 등부터 다리를 위로 들어올리는 자세가 조금 어려울지도 모릅니다. 이때는 아래 중
한 가지 방법으로 해보세요.

1 3의 다리가 45도가 된 상태에서 다리를 조금씩
하늘로 올려 유지한다.

2 블록이나 쿠션을 엉덩이(천골 아래 정도)에 깔고 다
리를 올린다. 그러면 허리가 받쳐져 다리를 들
어올리기 편하다.

여성 에너지 레벨업!

물고기 자세

정수리에는 여성생식기와 관련 깊은 '백회'라는 혈자리가 있는데 이곳을 자극하는 자세입니다. 자율신경을 조정해 여성호르몬 불균형을 개선하는 데 효과적입니다.

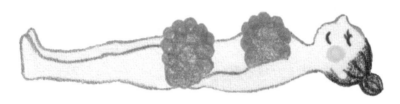

1 다리를 쭉 펴고 가지런히 모아 바르게 눕는다. 손바닥이 바닥을 향하도록 하고 양 팔을 몸 쪽으로 뻗는다.

천천히
호흡 5번

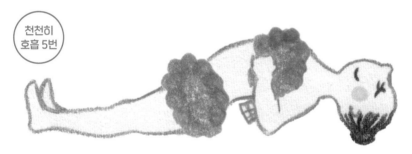

2 숨을 들이마심과 동시에 팔꿈치로 바닥을 누르며 어깨뼈를 서로 모으면서 하늘을 향해 가슴을 들어올린다. 팔꿈치로 바닥을 누른다는 느낌으로 지탱하면서 목을 뒤로 젖혀 정수리가 바닥에 닿도록 한다. 이 자세로 5번 호흡한다.

주의!
목을 다칠 수 있으니 목은 움직이지 않도록 합니다.

3 턱을 천천히 당기며 머리를 바닥으로 되돌리고 등과 손을 바닥에 대고 휴식한다.

여성 에너지 레벨업!

메뚜기 자세

배에 압력이 가해지면서 하반신, 골반 주변, 복근이 강화되는 자세입니다. 골반이 안정되고 틀어짐이 개선되어 성기능이 좋아집니다.

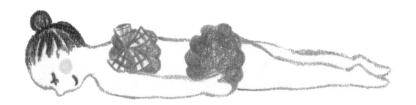

1 엎드려 양손을 몸 쪽에 붙인다. 치골을 바닥에 딱 붙여 골반을 안정시킨다. 이마는 바닥에 대고 어깨를 좌우로 열어 편안하게 한다.

point
배가 등뼈에 닿는 느낌으로 끌어올립니다.

point
가슴이 쫙 늘어난 상태를 느낍니다.

천천히 호흡 5번

point
다리는 높이 올리기보다 멀리 뻗는다는 느낌으로

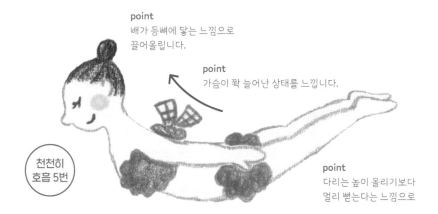

2 배에 힘을 주며 상체를 일으킴과 동시에 양팔과 양발을 들어올리고 호흡을 5번 하는 동안 유지한다. 엎드린 자세로 돌아와 힘을 뺀다.

생리전증후군 · 생리통 개선

나비 자세

골반 개폐 리듬이 불안정하면 생리전증후군, 생리통 등이 생기는 원인이 됩니다. 나비 자세는 골반 주변의 뭉친 근육을 풀어주어 생리전증후군과 생리통, 생리불순을 개선합니다.

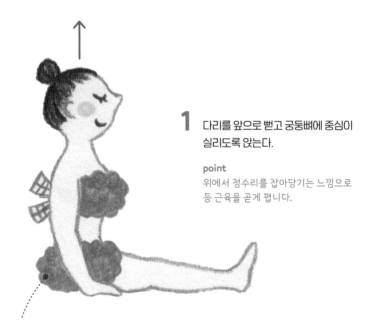

1 다리를 앞으로 뻗고 궁둥뼈에 중심이
실리도록 앉는다.

point
위에서 정수리를 잡아당기는 느낌으로
등 근육을 곧게 폅니다.

궁둥뼈(엉덩이 아래쪽 툭 튀어나온 한 쌍의 뼈)를 바닥에 붙인다.

2 양 무릎을 세워 좌우로 벌리고 좌우 발바닥을 마주 붙인다.

3 숨을 내뱉으며 다리 쪽부터 앞으로 숙인다.

point
등이 동그랗게 말리지 않도록 주의합니다.

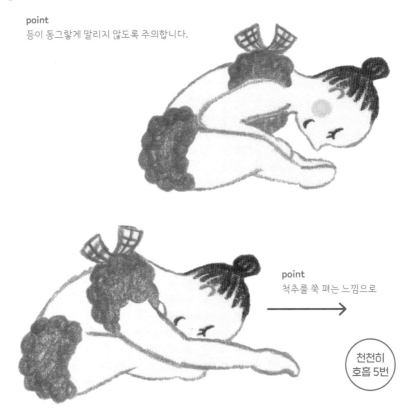

point
척추를 쭉 펴는 느낌으로

천천히
호흡 5번

4 숨을 들이마시며 등줄기를 쫙 펴고, 내뱉으며 앞으로 더 깊이 숙인다.
양손을 앞으로 뻗은 상태에서 힘을 빼고 그대로 5번 호흡한다.

5 천천히 일어나 휴식한다.

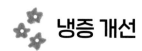

냉증 개선

박쥐 자세

혈류가 정체되면 특히 발처럼 몸 끝부분이 차가워집니다. 박쥐 자세는 골반 주변의 혈액순환을 돕고, 넓적다리 안쪽과 장딴지 근육을 풀어 발끝까지 혈액을 전달함으로써 체온을 올립니다. 매일 하면 좌우 골반 비대칭이 개선됩니다.

1 다리를 좌우로 벌리고 앉는다. 궁둥뼈를 바닥에 붙이고 골반을 세워 등을 꼿꼿이 편 상태에서 상체를 앞으로 숙인다.

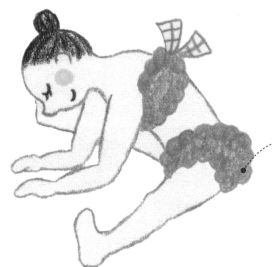

궁둥뼈(엉덩이 아래쪽 툭 튀어나온 한 쌍의 뼈)

point
힘들면 무릎은 조금 굽혀도 됩니다.
골반을 세우는 것이 중요합니다.

point
다리는 무리해서 벌리지 않아도 되지만
발끝과 무릎은 위를 향하도록 합니다.

2 등줄기를 꼿꼿이 편 채로 다리 쪽부터 앞으로 숙인다. 손은 자연스럽게 앞으로 뻗고 호흡을 5번 하는 동안 유지한다.

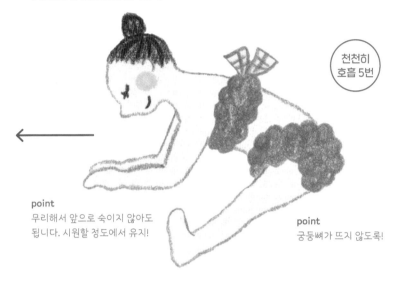

천천히 호흡 5번

point
무리해서 앞으로 숙이지 않아도 됩니다. 시원할 정도에서 유지!

point
궁둥뼈가 뜨지 않도록!

3 천천히 몸을 세워 휴식한다.

긴장 풀 때 해보세요!

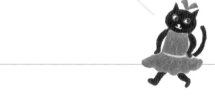

잠깐 휴식!

한쪽 코로 호흡하며 휴식!

손가락으로 콧구멍을 한 쪽씩 막고 하는 호흡법으로, 교감신경과 부교감신경의 움직임을 조절합니다. 뇌와 신체의 좌우 균형을 조정하는 효과가 있습니다. 또 코 질환과 불면증, 두통에도 좋습니다.

1 오른쪽 콧구멍을 손가락으로 누르고 왼쪽 콧구멍으로 숨을 들이마십니다.

2 왼쪽 콧구멍을 누르며 오른쪽 콧구멍으로 숨을 내뱉습니다. 5번 반복합시다. 부교감신경이 작동해 몸과 마음이 편안해집니다.

※ 반대로 하면 교감신경이 우세해져 심신이 역동적으로 변합니다.
단, 고혈압인 사람은 반대로 하는 것은 삼갑니다.

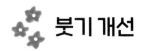

붓기 개선

벽에 다리 올리기 자세

하반신으로 몰리기 쉬운 혈류와 림프의 흐름이 원활해지면서 냉증과 붓기가 해소됩니다. 붓기가 해소되면 잠이 잘 옵니다. 하반신, 특히 넓적다리와 넓적다리 안쪽에는 큰 근육이 모여 있기 때문에 이처럼 간단한 동작으로도 높은 효과를 맛볼 수 있습니다.

1 벽에 몸 오른쪽을 붙이고 앉는다.

2 벽에 엉덩이를 붙인 상태로 옆으로 눕는다.

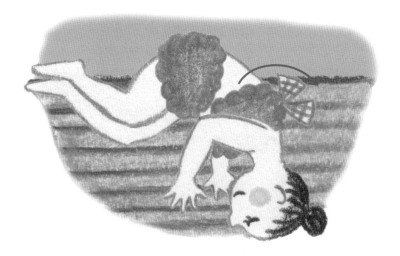

3 오른쪽으로 돌아눕는다는 느낌으로 팔로 몸을 돌려 하늘을 향해 눕는다.

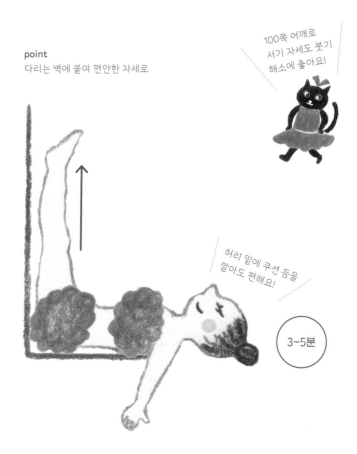

point
다리는 벽에 붙여 편안한 자세로

100쪽 어깨로
서기 자세도 붓기
해소에 좋아요!

허리 밑에 쿠션 등을
깔아도 편해요!

3~5분

4 다리를 벽에 붙이고 위로 뻗는다. 몸통은 하늘을 향한다.
팔은 자연스럽게 벌리고 손바닥은 하늘을 향한다.

5 옆을 향해 누워 휴식한다.

주의!
임신 중에는 2~3분이 적당하다.

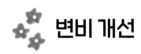 변비 개선

활 자세   가슴을 연 상태로 등을 휘는 활 자세는 배로 균형을 잡고 천천히 호흡하면서 복부를 자극시키는 동작이 포인트입니다. 장 기능이 활발해져 배변 활동이 좋아집니다.

1   엎드려 양손으로 양발의 발목이나 발가락을 잡는다.

point
허벅지 간격은 허리 너비를 유지

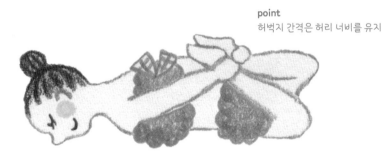

2   숨을 들이마시며 가슴을 일으킴과 동시에 발목도 위로 힘껏 치켜올려 허벅지와 무릎이 바닥에서 떨어지도록 한다.

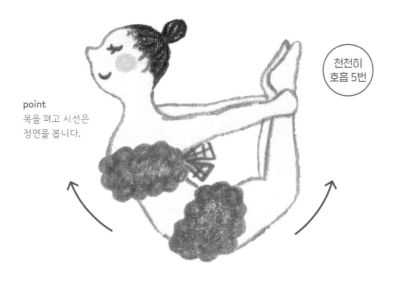

천천히
호흡 5번

point
목을 펴고 시선은
정면을 봅니다.

3 호흡이 멈추지 않도록 주의한다. 5번 호흡하는 동안 자세를
유지한 뒤 힘을 빼고 엎드린 자세로 돌아온다.

플러스 알파

장 꼬집기 마사지

변이 잘 쌓이는 포인트를 마사지하면 배변 활동이 촉진됩니다. 몇 번 반복하면 굳은 부분이 풀어지는 감촉이
손바닥으로 전해집니다. 바로 변의가 느껴지는 경우도 많은, 즉효성이 좋은 마사지입니다.

1 양 옆구리(갈비뼈 아래 뼈가 없는 부분) 부근을 주물러서 푼다.

2 오른쪽 고관절 부분 위부터 오른쪽 갈비뼈 아래까지 손가락을 세
　 워 마사지한다.

3 오른쪽 갈비뼈 아래부터 왼쪽 갈비뼈 아래까지 마사지한다.

4 왼쪽 갈비뼈 아래부터 왼쪽 고관절 부분까지 누르며 마사지한다.

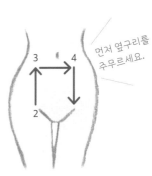

먼저 옆구리를
주무르세요.

PART 2 _ 몸이 좋아하는 질과 골반 관리법

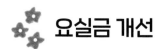

요실금 개선

다리 자세　가슴을 열면서 발바닥과 안쪽 허벅지, 골반저근, 복근의 힘으로 허리를 들어올리는 자세입니다. 요도를 열고 닫는 골반저근의 근육을 조이는 데 효과적입니다.

1　똑바로 누워 다리는 허리 너비로 벌리고 무릎을 세운다.

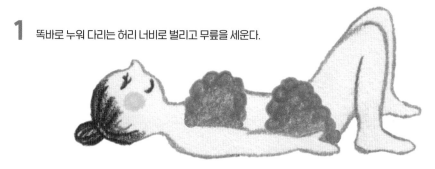

point
엉덩이와 뒤꿈치 간격은 20~30센티미터 정도

2　손으로 바닥을 누르고 숨을 내뱉으면서 배를 집어넣는다. 엉덩이를 하늘로 들어 올려 호흡 5번 동안 유지한다.

point
무릎이 허리 너비 이상 벌어지지 않도록 주의

천천히
호흡 5번

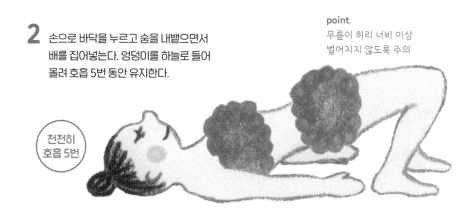

3　천천히 엉덩이부터 등을 바닥에 내려놓는다.

나비 자세에서 엉덩이 들어올리기

104쪽에서 소개한 나비 자세에서 엉덩이를 들어올리는 동작도 요실금 개선에 효과적입니다. 복부에 힘을 주어 배를 집어넣고 허리와 엉덩이를 들어올리면 허벅지, 엉덩이가 조여집니다.

1 똑바로 누워 무릎을 세운다. 양다리는 가지런히 모은다.

2 다리를 좌우로 벌려 발바닥을 가볍게 마주 댄다. 손바닥은 바닥에 댄다.

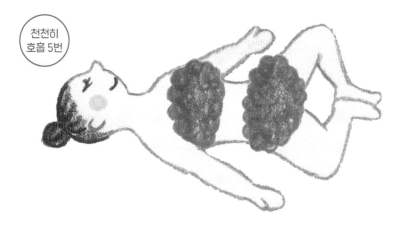

천천히
호흡 5번

3 배를 집어넣은 상태에서 엉덩이에서 등까지를 들어올리고 호흡을 5번 하는 동안 유지한다. 천천히 원래 자세로 돌아온다.

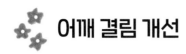

어깨 결림 개선

소머리 자세 등 뒤에서 양손을 맞잡고 서로 당기는 소머리 자세는 등과 어깨 관절을 유연하게 하고 팔뚝 주변 근육을 잡아당겨 어깨 결림을 해소합니다. 소머리 자세는 원래 양다리를 서로 포개고 앉은 상태에서 하지만 여기서는 상반신 근육 스트레칭이 목적이므로 상반신 동작만 소개합니다.

1 무릎을 꿇거나 의자에 앉는다.

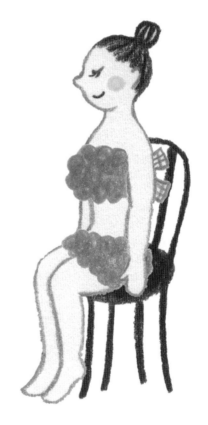

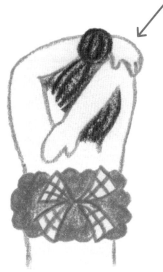

2 오른팔을 위로 뻗어 등 뒤에서 팔꿈치를 접는다. 왼손으로 오른쪽 팔꿈치를 아래로 누른다. 등이 굳은 사람은 이때 오른손에 수건을 쥐면 좋다.

3 왼팔을 아래에서 등으로 보내 오른손 또는 수건을 잡는다. 등 뒤에서 손을 잡고 가슴을 쫙 편다.

point
머리가 앞이나 좌우로 기울지 않고 정면을 향하도록 주의합니다.

point
좌우 어깨 높이는 되도록 평행하게 유지합니다.

천천히 호흡 5번

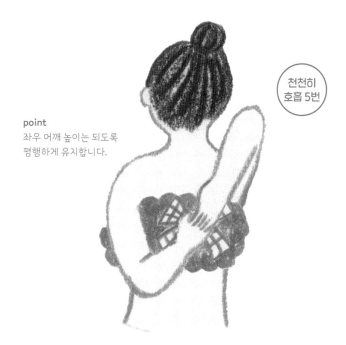

4 호흡을 5번 한 뒤 손을 풀고 휴식을 취한다. 반대 손도 같은 방법으로 한다.

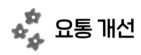 요통 개선

바늘 꿰기 자세

요통을 일으키는 원인 중 하나가 엉덩이 근육이 반복적으로 뭉치기 때문입니다. 바늘 꿰기 자세는 엉덩이와 허리 주변, 고관절 주변 등의 근육을 당겨 풀어줌으로써 요통을 개선합니다.

1 똑바로 누워 양 무릎을 세운다.

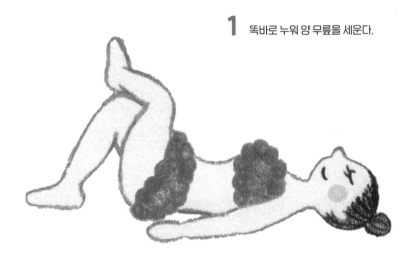

2 왼쪽 복숭아뼈를 오른쪽 넓적다리에 걸친다.

point
왼쪽 발목이 90도가 되도록

3 오른쪽 넓적다리를 올려 양손으로 오른쪽 무릎을 끌어안는다. 손이 닿지 않으면 오른쪽 넓적다리 뒤쪽을 끌어안는다.

4 척추를 곧게 펴면서 넓적다리를 끌어당겨 호흡을 5번 하는 동안 유지한다.

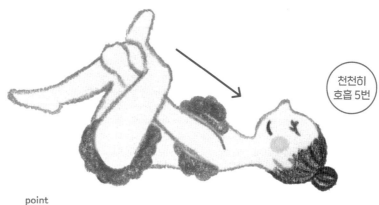

천천히
호흡 5번

point
엉덩이가 바닥에서 떨어지지 않도록 주의합니다.

5 손발을 풀고 휴식한다. 반대 다리도 같은 방법으로 한다.

엉덩이 라인도
살아나요!

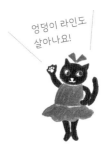

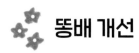

똥배 개선

보트 자세

몸은 말랐는데 아랫배만 볼록 튀어나왔다면 골반저근이 약해졌을 가능성이 큽니다. 보트 자세는 골반저근과 복직근, 등 주위 속 근육을 효율적으로 단련시킵니다.

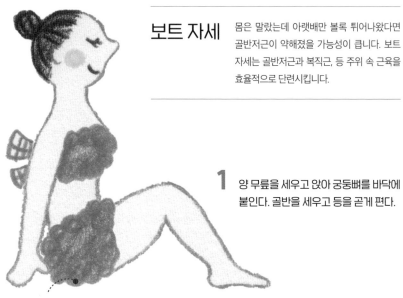

1 양 무릎을 세우고 앉아 궁둥뼈를 바닥에 붙인다. 골반을 세우고 등을 곧게 편다.

궁둥뼈(엉덩이 아래쪽 툭 튀어나온 한 쌍의 뼈)

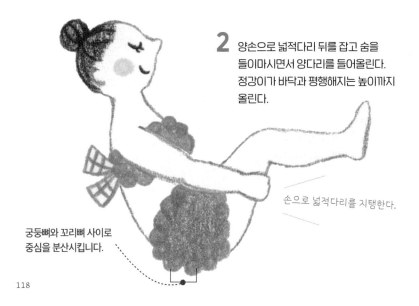

2 양손으로 넓적다리 뒤를 잡고 숨을 들이마시면서 양다리를 들어올린다. 정강이가 바닥과 평행해지는 높이까지 올린다.

손으로 넓적다리를 지탱한다.

궁둥뼈와 꼬리뼈 사이로 중심을 분산시킵니다.

3 양손으로 장딴지를 받친 상태에서 호흡을 1번 한다. 만약 몸이 흔들리면 이대로 유지하면서 5번 호흡한다.

4 여유가 있으면 숨을 뱉으며 양다리를 쭉 뻗는다. 양손도 어깨 높이에서 바닥과 평행을 이루도록 앞으로 뻗는다.

천천히
호흡 5번

point
배가 쏙 들어가도록 힘을 주어서
허리가 굽지 않도록 합니다.

point
질 조금 뒤쪽을 조인다는 의식을
갖고 하면 골반저근이 더 자극되고
자세도 안정됩니다.

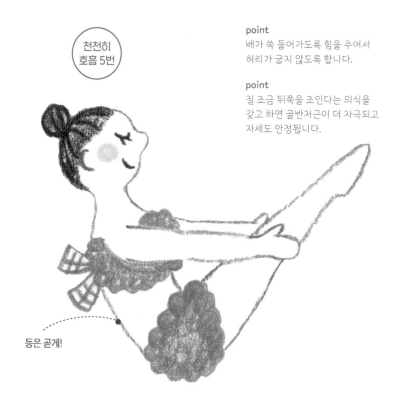

등은 곧게!

5 천천히 양다리를 바닥에 내리고 힘을 뺀 상태로 휴식한다.

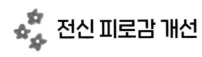

전신 피로감 개선

바나나 자세

옆구리 근육이 뭉치면 체내에 열이 쌓여 쉬이 잠들지 못합니다. 그러면 수면의 질이 떨어져 피곤이 풀리지 않는 원인이 됩니다. 스트레칭으로 몸을 늘려 열을 몸 밖으로 내보냅시다. 자기 전에 하면 긴장이 풀려 잠이 잘 듭니다.

1 똑바로 누워 숨을 들이쉬면서 두 팔을 만세하듯 높이 뻗는다.

point
팔, 다리를 잡고 서로 잡아당기듯!

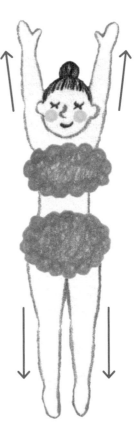

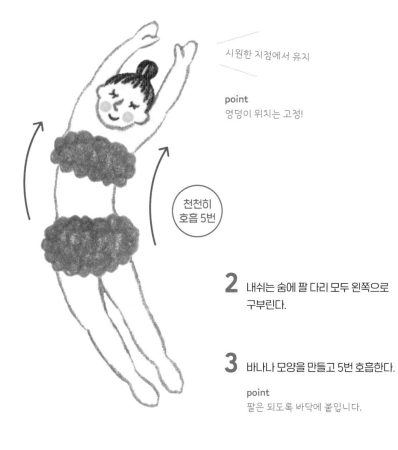

시원한 지점에서 유지

point
엉덩이 위치는 고정!

천천히
호흡 5번

2 내쉬는 숨에 팔 다리 모두 왼쪽으로
구부린다.

3 바나나 모양을 만들고 5번 호흡한다.

point
팔은 되도록 바닥에 붙입니다.

4 힘을 빼고 휴식한다. 오른쪽도 같은
방법으로 풀어준다.

자기 전에 침대에서
해보세요!

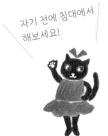

눈과 어깨 피로 개선

엎드려 발 꼬는 자세

목과 머리(눈, 귀, 코)는 서로 영향을 주고받습니다. 목에 피로가 쌓이면 난시와 근시, 이명, 어지럼증, 두통 등 여러 문제가 발생합니다. 일부러 목과 등, 허리를 긴장시킨 뒤 힘을 빼는 동작을 반복함으로써 목 근육이 풀어지고 눈, 코, 귀의 문제가 개선됩니다.

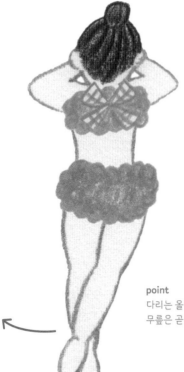

1 엎드려 포갠 양손 위에 턱을 댄다.

2 숨을 들이쉬며 오른쪽 다리를 올린다.
내쉬는 숨에 올린 다리를 안쪽으로
뻗는다.

point
다리는 올릴 수 있는 만큼만 올리고
무릎은 곧게 폅니다.

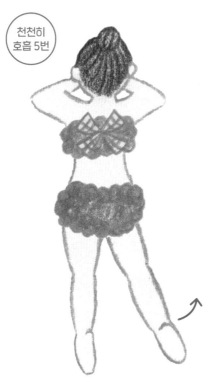

천천히
호흡 5번

3 숨을 들이쉬며 가운데로 돌아오고
내쉬며 바깥쪽으로 다리를 벌린다.

4 목과 등, 허리에 힘이 들어가는
지점에서 다리를 멈추고 심호흡한 뒤
다리를 그 자리에 툭 떨어뜨리고
휴식한다. 반대쪽 다리도 같은
방법으로 한다.

다리를 바깥으로 벌린 상태에서
툭 떨어뜨린다.

따뜻한 수건 찜질

따뜻한 수건 찜질은 근육이 뭉친
부분에 직접 온기를 주어 혈류를
좋아지게 하는 방법입니다. 긴장
완화 효과가 있는 아로마오일을
사용하면 피로 회복이 한층 빠릅
니다.

눈 피로에도 좋아요!

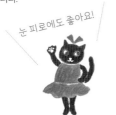

1 볼에 뜨거운 물을 붓고 수건을 적신 다음 짠다. 전자레인지로
데워도 된다.

2 수건을 목 뒤에 올린다. 2~3분 동안 피곤이 사라지는 느낌을
지그시 만끽한다(화상 주의).

point
아로마오일을 사용할 경우, 따
뜻한 물에 1~2방울 떨어뜨린
뒤 오일을 수건으로 건저 올리
듯 묻힙니다. 오일이 묻은 면
이 피부에 직접 닿지 않도록
한 번 접어서 사용합니다.

파리의 식물요법 전문가 갈루아즈 가오리의 프랑스 통신
프랑스에서 질 관리를 받다

프랑스는 질 관리 선진국입니다. '파리에 살면서 안 해보면 손해지' 하는 마음에 예전에 오스테오파시 Osteopathy, 정골整骨요법 시술자이자 성性학자이기도 한 어떤 분을 찾아가 질 마사지를 받은 적이 있습니다. 스스로 생각하기에 딱히 문제가 있진 않을 거라고 생각했는데, '스트레스와 장시간 서서 일하는 근무 스타일 탓에 골반 전체와 질 주변이 딱딱하게 뭉쳐 있다'는 지적을 받았습니다. 증상이 같은 사람이 의외로 많다고 합니다.

　먼저 한 일은 몸을 전체적으로 조정하는 작업이었습니다. 내장 위치를 확인하듯 배를 부드럽게 마사지해서 뒤틀림을 바로 잡았습니다. 그리고 호호바 오일을 묻혀 회음 마사지를 시작했습니다. 질 안에까지 손가락을 넣어 천천히 풀어주고 온기를 되살리려는듯 부드럽게 마사지했습니다. 도중에 골반저근을 의식해 조였다 풀었다를 반복했습니다. 질만 조이기도 하고, 항문 쪽까지 조이기도 하는 등 다양한 차이를 의식하는 사이 약 30분의 마사지가 끝났습니다. 강한 힘을 가한 것도 아니고 부드럽고 천천히 마사지한 것 같은데, 마사지가 끝나자 골격 균형이 평소와 확연히 달라져 깜짝 놀랐습니다. 질을 마사지한 덕분에 불필요한 긴장이 해소되고 골반은 물론 몸 전체가 따뜻해진 느낌이 들었습니다.

PART 3

몸이 편안해지는
건강 지식

질 건강을 지키기 위해서는
질, 골반 관리 외에도 평소 생활 습관이 중요합니다.
생리용품, 속옷, 화장실 뒤처리 방법,
그리고 섹스와 자위행위까지.
질 건강을 위해 여성이 알아두어야 할
새로운 상식을 소개합니다.

따뜻한 질,
습관이 중요하다

이런 음식이 질을 차갑게 한다!

여성의 컨디션이 불량한 주된 원인은 생식기 냉증입니다. 그렇다면 냉증은 왜 생길까요?

몸이 차가워지면 질도 당연히 차가워집니다. 찬 음식을 먹고 마시거나, 찬 에어컨 바람을 쐬면 몸이 차가워지겠지요.

이 밖에도 차가운 음식은 아니지만 몸을 차갑게 하는 식재료도 조심해야 합니다. 더운 시기가 제철인 야채나 과일은 몸을 차갑게 합니다. 예를 들어 겨울에 오이나 토마토 등을 많이 먹으면 좋지 않습니다.

또 설탕 중에서도 정제된 백설탕을 과다 섭취하면 몸이 차가워집니다. 정제 백설탕의 원료인 사탕수수는 원래 더운 지방에서 자라는 식물이라서 몸을 차갑게 만드는 힘이 강합니다.

균형 잡히지 않은 식사, 불규칙한 식사도 냉증의 원인입니다. 특히 다이어트를 한답시고 무리하게 식사를 제한하면 근육량이 줄어들어 몸이 차가워집니다. 필요한 지질을 제때 섭취해주어야 여성호르몬을 만드는 재료가 공급되어 냉증에 걸리지 않습니다.

기호품인 알코올과 카페인 등도 냉증을 유발합니다. 과다 섭취하지 않는 선에서 스트레스를 해소해주는 정도로만 즐기도록 합시다.

담배는 그야말로 백해무익입니다. 담배에 포함된 성분은 혈류를 방해해 몸을 차갑게 합니다. 또 만성적인 기침은 골반저근에 부담을 주어 노화가 빨리 진행됩니다. 담배를 피우는 사람은 한시라도 빨리 끊도록 합시다.

지금까지 소개한 식사와 생활 습관을 바꾸지 않으면 차가운 기운이 몸에 축적되는데, 그나마 젊고 체력이 있는 동안에는 크게 실감하지 못합니다.

하지만 갱년기가 시작되는 45세를 전후로 해 여성호르몬이 급격히 감소하고 몸이 차가워지는 속도가 빨라지면, 몸에 미치는 영향이 고스란히 피부로 느껴집니다. 그렇기 때문에 몸을 따뜻하게 만드는 식재료는 물론이고, 여성호르몬 기능을 높여주는 식재료도 의식적으로 먹어주어야 합니다.

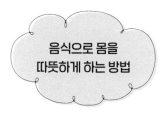

음식으로 몸을 따뜻하게 하는 방법

몸을 따뜻하게 하는 식재료를 중심으로 하루 세끼, 균형 잡힌 식사를 하도록 합니다.

몸을 차갑게 하는 식재료

야채	오이, 토마토, 가지, 셀러리, 배추, 풋콩
단백질	바지락, 재첩, 낙지
과일	수박, 바나나, 배, 감, 귤
기타	녹차, 설탕

몸을 따뜻하게 하는 식재료

야채	당근, 단호박, 파, 양파
단백질	양고기, 닭고기, 새우, 정어리
과일	사과, 프룬
기타	생강, 고추, 마늘, 고추냉이, 산초, 계피, 호지차

정제된 백설탕과 탄수화물을 적게 먹어야 한다는 사실을 반드시 기억합시다. 탄수화물을 많이 먹으면, 살이 찌기 쉽고 여성호르몬이 불안정해집니다. 단맛이 당길 때는 몸을 따뜻하게 하는 첨채당^{甛菜糖, 사탕무의 뿌리로 만든 설탕-옮긴이} 으로 단맛을 낸 과자 등이 좋습니다.

역시 중요한 생활 습관

생활 습관에서는 스트레스, 수면 부족, 운동 부족 등을 조심해야 합니다. 스트레스를 받거나 잠이 부족하면 자율신경이 제 기능을 다하지 못해 질 냉증에 걸릴 수 있습니다. 수면은 질이 중요합니다. 사람의 몸은 오후 10시~오전 2시 사이에 성장호르몬 분비가 가장 왕성하므로 이때 휴식을 취해야 심신의 피로

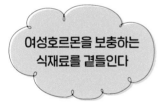

여성호르몬을 보충하는
식재료를 곁들인다

동양의학에서 '신장의 기운을 보충해준다'고 여기는 식품은 신장과 생식기, 비뇨기관의 기능을 높이고 여성호르몬을 안정시켜줍니다.

이것도 추천!
대두와 대두제품에는 여성호르몬과 비슷한 작용을 하는 '대두 이소플라본'이 풍부해요. 자주 섭취하면 좋습니다.

단백질	고기(양, 소, 닭, 돼지, 사슴), 미꾸라지, 장어, 자라, 해삼, 전복, 오징어, 새우
야채	양배추, 마, 목이버섯, 표고버섯, 누에콩, 부추
견실류	검은콩, 은행, 참깨, 호두, 구기자
기타	해초류, 계피, 산초, 자연염

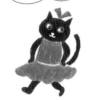

가 풀립니다. 또 멜라토닌이라는 호르몬은 졸음을 유발해 우리가 잠들 수 있도록 도와주는데, 낮 동안 멜라토닌의 주 원료인 세로토닌이 충분히 분비되도록 환경을 조성해주는 일도 중요합니다. 세로토닌은 빛에 반응하므로 아침에 일어나면 커튼을 젖히고 아침 햇살이 집안 가득 들어오도록 합시다. 세로토닌은 우리에게 행복감을 주고 마음을 안정시키기 때문에 행복 호르몬이라고도 불립니다. 또 대사를 촉진해 다이어트 효과를 높입니다.

한편 운동을 하지 않으면 나이가 들수록 근육량이 감소해 비만이 되고 혈액순환이 나빠집니다.

매일 뭐든 좋으니 몸을 움직이는 습관을 들이도록 합시다. 골반저근 강화 운동이나 골반 요가처럼 집에서 바로 할 수 있는 운동이라면 더욱 좋겠지요.

운동

적당한 운동은 혈액순환을 촉진합니다. 걷기나 사이클링, 수영 등의 유산소운동이 좋습니다. 또 근력 유지 차원에서 스쿼트 등의 가벼운 근력운동을 3일에 한 번 정도 합니다.

식사

하루 세 끼, 균형 잡힌 식사를 합니다. 야채와 생선을 중심으로 반찬 종류가 많은 식단이 좋습니다. 저녁 식사로 쌀·우동·파스타 등 탄수화물은 삼갑니다.

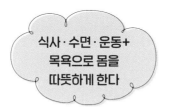

식사 · 수면 · 운동 + 목욕으로 몸을 따뜻하게 한다

수면

아침 일찍 일어나 햇볕을 쬐면 밤에 잠이 잘 옵니다. 스마트폰이나 컴퓨터, TV는 자율신경을 흥분시키므로 자기 전에는 보지 않도록 합시다.

목욕

38~40도로 미지근한 물에 10~20분 정도 몸을 담급니다. 잠자리에 들기 1~2시간 전에 하면 딱 잠들 즈음에 체온이 내려가 잠이 잘 듭니다.

생리혈 조절을
아세요?

생리혈 조절이란?

애당초 이상적인 질이란 어떤 상태를 말할까요?

요즘처럼 편리한 생리용품이 흔하지 않던 시절에는 '생리혈 조절'을 하는 여성도 많았다고 합니다. 생리혈 조절이란 질을 조여 질 안에 생리혈을 모아 두었다가 화장실 등에 갔을 때 한꺼번에 배출하는 방법을 말합니다. 질 조임을 의식하게끔 종이나 면을 둥글게 말아 질에 넣은 상태로 생리혈이 나오는 것을 막았다고 하니 놀라울 따름입니다.

생리혈을 조절하려면 질을 꽉 조이는 근육의 힘은 물론이고, 질이 엄청나게 부드러워야 합니다. 질이 딱딱하게 쪼그라들어 있으면 공간에 여유가 없어서 생리혈을 모아놓을 수 없기 때문입니다.

예전에는 등을 꼿꼿이 펴고 생활했습니다. 또 기본적으로 바닥에서 생활했고 화장실도 재래식이었습니다. 그래서 일어서고, 앉고, 쪼그리는 일상 움직임 속에서 자연스럽게 하반신과 골반 주변 근육을 단련할 수 있었습니다. 하지만 지금은 골반 주변 근육을 사용하기는커녕 의식할 일도 거의 없습니다.

게다가 지금은 예전과 다르게 전철, 자동차, 엘리베이터와 같은 편리한 수단에 둘러싸여 있습니다.

오늘날과 같은 생활 방식 속에서 질이 쇠약해지고 본래의 힘을 상실해버린 것은 어쩌면 당연한 결과일지도 모릅니다. 이제라도 생리혈 조절을 시작해야 겠다고 마음먹어도 하루아침에 이루어지지 않습니다.

그렇다고 낙담할 필요 없습니다. 몸을 거의 움직이지 않았다 할지라도 이제부터라도 골반저근 강화 훈련과 골반 요가를 꾸준히 하면 분명 힘이 길러집니다. 유연하고 부드러운, 그러나 한편으로는 강한 질을 만들기 위해 노력해보길 바랍니다.

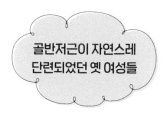

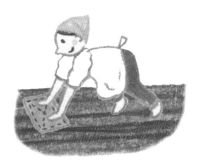

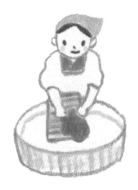

반쯤 일어난 자세로 하는 걸레질은
골반 주변을 강화하는 데 제격이다.

지금은 기계로 간단히 할 수 있는 빨래도
옛날에는 반쯤 일어난 자세로 했다.

생리용품은
상황에 맞게 따로따로

자신에게 맞는 생리용품을 찾는다

여러분은 평소 어떤 생리용품을 사용하고 있습니까? 질 주변은 생리 중일 때 평소 이상으로 예민해지는데 건조하면 훨씬 더합니다. 또 질 주변은 원래 각질층이 없기 때문에 피부에 닿는 성분이 그대로 흡수되는 등 주위 환경에 민감하게 반응합니다.

생리전증후군이나 생리통, 생리 중 컨디션 저하가 심하다면, 생리용품에 함유된 화학성분 때문일지도 모릅니다. 화학섬유로 만들어진 일반 생리용품은, 생리혈을 대량으로 흡수해주고 1회용이라는 점에서 매우 편리합니다. 생리혈이 많을 때나 외출할 때는 마음까지 든든해지지요. 하지만 통기성이 떨어져 쉽게 짓무르기 때문에 가려움과 염증을 일으키기도 합니다.

요즘에는 생리용품도 다양해졌습니다. 기존의 화학섬유 소재뿐 아니라 유기농 면을 사용한 생리대와 탐폰, 빨아서 계속 사용할 수 있는 천 생리대도 있습니다.

질·외음부 피부가 예민한 경우나 주로 집에 있을 때, 혹은 생리 시작과 끝처럼 생리혈이 적은 시기에는 가급적 피부 자극이 적은 생리용품을 사용해보면 어떨까요? 생리대를 상황에 따라 구분해 사용하는 일부터 시작해보길 바랍니다.

한편 미국과 유럽, 특히 프랑스에서는 질 안에 장착하는 생리컵이 인기를 끌고 있습니다. 생리컵은 실리콘으로 만든 종 모양의 물건으로 이것을 질 안에 삽입합니다. 그리고 하루에 몇 차례 꺼내서 컵에 담긴 생리혈을 씻어서 버립니다. 컵 크기와 단단한 정도에 따라 몇 가지 선택지가 있으므로 자신에게 맞는 제품을 고르면 됩니다. 우리나라에서도 관심이 높아지면서 구입할 수 있는 인터넷 쇼핑몰이 늘어나는 추세입니다.

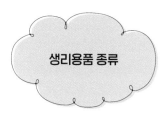

생리용품 종류

1회용 생리대(화학섬유 소재)

폴리에틸렌 등 화학섬유와 부직포로 만든다. 고분자 화학 흡수체를 사용하기 때문에 흡수율이 높다.

1회용 생리대(면 소재)

유기농 면 등 피부 자극이 적은 소재를 사용한다. 최근에는 사이즈 종류도 많아졌다.

탐폰

질에 넣어 생리혈을 흡수한다. 유기농 면제품도 출시되고 있다.

생리컵

실리콘으로 된 컵을 질에 넣어 생리혈을 모은다. 씻어서 반복 사용할 수 있고 장시간 장착이 가능하다.

천 생리대

면이나 실크, 린넨 등 속옷 원단으로 만들며 세탁해서 계속 사용한다. 천을 겹쳐 사용하거나 피부에 닿지 않는 면에 방수 시트를 붙여서 흡수율을 높인 제품도 있다.

음모,
관리하고 있나요?

음모를 손질하자

책을 여기까지 읽고 질 관리를 시작한 사람도 있을 테고, 질 관리를 할 만한 용기는 없지만 외음부 모양을 확인해봤다는 사람도 있을 것입니다. 그런데 이때 음모가 방해가 되지 않았나요?

여성의 Y존은 속옷과 스타킹, 옷 등으로 조이는 일이 많아 통기성이 매우 떨어집니다. 또 음모 탓에 짓물러 병균 번식도 잘 되기 때문에 가려움과 냄새가 발생하기도 하지요.

특히 I존外음부 주변과 O존항문 주변은 배뇨·배변 시 오염물이 남기 쉬운 곳이라서 금방 불결해집니다. 그래서 최근에는 전문 의료기관이나 숍에서 음모를 손질하는 사람이 급속히 늘고 있다고 합니다. 혹시 타인에게 맡기기 부끄럽다면 가끔 짧게 자르기만 해도 좋습니다.

나이가 들수록 더욱 중요해지는 외음부와 질

장래 자신이 누군가에게 돌봄을 받게 되었을 때를 생각하면 음모 처리는 더

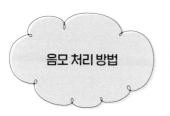

음모 처리 방법

음모는 V존, I존, O존, 이렇게 세 곳으로 나뉩니다. 자가 처리할 경우, 목욕 후 등 청결한 상태에서 관리하도록 합시다.

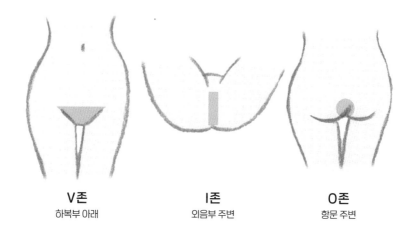

V존
하복부 아래

I존
외음부 주변

O존
항문 주변

1 모양을 정한다

어떤 모양으로 정리할지를 정해서 수성 펜 등으로 표시합니다.

2 전체를 가위로 자른다

가위를 사용해 2~3센티미터 정도로 자릅니다.

3 모양을 정리한다

청결한 면도기 등으로 표시 모양을 따라 정리합니다. 피부에 상처가 생기지 않도록 살살 깎습니다.

4 보습한다

신체용이나 민감 부위 전용 로션, 크림으로 보습합니다.

플러스 알파

음모가 뻣뻣하다면 음모 전용 트리트먼트로 관리해도 좋습니다. 단, 모발용 제품을 사용해서는 안 됩니다. 자극이 강해서 음모와 질 주변이 상할 수 있습니다.

욱 중요해집니다. 요즘, 50대 여성 사이에서 음모 제모 시술을 받는 사람이 점점 증가하고 있다고 합니다. 배설 처리도 누군가에게 도움을 받아야 할 정도로 나이가 들면, 음모가 있는 것보다는 없는 편이 뒤처리가 신속하고 청결하기 때문입니다.

혼자 힘으로 몸을 청결하게 유지할 수 없는 상황에서는, 주로 불결해지기 쉬운 하반신부터 병균이 번식해 염증으로 번집니다. 기저귀를 차면 더 쉽게 짓무르기 때문에 질 주위가 한층 건조해지는 악순환에 빠지기도 합니다. 또 누워만 있는 탓에 혈류가 정체해 주변 조직이 괴사하는 욕창 등 피부 질환으로 이어지기도 하지요. 그래서 질 주위에 음모가 있느냐 없느냐는 물론이고 질이 촉촉하고 부드러워 면역력이 유지되고 있는지는 매우 중요할 수밖에 없습니다.

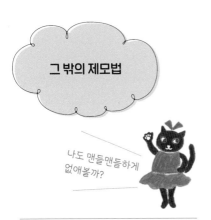

그 밖의 제모법

나도 맨들맨들하게 없애볼까?

왁싱

해외에서 인기 있는 자가 처리법 중 하나입니다. 1센티미터 정도로 자른 음모에 왁스를 얇게 발라 굳힌 뒤, 한꺼번에 뽑아 털을 처리합니다. 모공이 벌어지기 때문에 처리 후에는 반드시 보습을 해주어야 합니다. 제거할 때 통증이 있을 수 있고, 보습을 게을리하면 가려움과 염증이 생기기도 합니다.

전문 의료기관

'영구 제모'는 의료 행위이기 때문에 의사면허를 가진 전문 의료 기관에서만 시술이 가능합니다. 레이저로 모근을 파괴하는 시술을 반복해 거의 영구적으로 털이 자라지 못하도록 막습니다. 숍과 비교해 시술 횟수와 기간이 짧고 효과도 안정적입니다.

제모 숍

숍에서 하는 제모는 레이저가 아닌 빛으로 모근을 약하게 만들어 털이 나오기 어렵도록 만드는 제모 방법입니다. 레이저에 비해 출력이 약하기 때문에 피부 자극이 적습니다. 때문에 피부가 약한 사람에게 좋습니다. 또 레이저 제모보다 통증이 덜합니다.

게다가 전문 의료기관이나 전용 숍에서 제모를 할 경우 시간이 꽤 걸립니다. 사람에 따라 다르지만 브라질리언 왁싱모든 털을 제모하는 시술을 희망하는 경우, 끝날 때까지 4~5회 정도 시술이 필요합니다.

또 현재 일반적으로 사용하는 제모 기기는 검은 털에만 반응해 모근의 발모 조직을 파괴하는 방식입니다. 따라서 나이가 들어 음모에 흰털이 섞이면, 전문 의료기관이나 제모 숍에서 하는 레이저나 빛을 이용한 시술은 받을 수 없게 될지도 모릅니다.

여성과 질은 인생 마지막 순간까지 끊으려야 끊을 수 없는 관계입니다. 자신의 일부인 질에 애착을 가지고 소중히 여기는 마음으로 정성껏 관리하길 바랍니다.

음모도 패셔너블하게

음모를 O존과 I존까지 모두 제거하는 사람도 있고, 모양만 정리하는 사람도 있습니다. 해외에는 나비 모양을 하는 사람도 있다고 합니다.

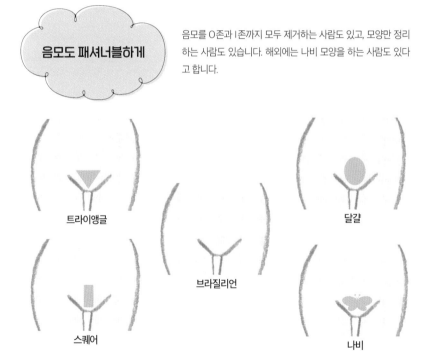

트라이앵글

브라질리언

달걀

스퀘어

나비

올바른 속옷
고르기

추천 1순위는 실크 소재

질 건강을 생각한다면 속옷에도 신경을 씁시다. 나일론, 폴리에스테르 등 화학섬유 소재는 통기성이 나빠 쉽게 짓무릅니다. 디자인성이 강한 레이스 란제리는 특별한 날에만 입고 평소에는 면, 실크 등 100퍼센트 천연소재 제품을 착용하기 바랍니다. 특히 실크는 흡습성, 통기성, 방습성이 뛰어나 땀이 나도 보송보송합니다. 또 보온성도 뛰어나기 때문에 냉기를 막아줍니다. 가장 큰 특징은 매끄러운 착용감이겠지요. 피부와 같은 단백질로 이루어져 있어서 피부에 착 안깁니다.

면은 표백되지 않은 제품이 피부 스트레스가 적습니다. 최근에는 지구 환경을 해치지 않는 유기농 면 소재 속옷도 늘고 있습니다.

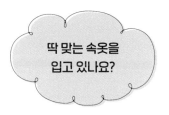

딱 맞는 속옷을
입고 있나요?

아래 항목에 해당한다면 사이즈가 맞지 않다는 증거입니다. 맞지 않는 속옷을 계속 입으면 엉덩이 모양이 망가지므로 자신에게 맞는 속옷으로 바꿉시다.

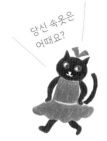

당신 속옷은
어때요?

☐ 속옷이 꽉 껴서 살이 튀어나온다.

☐ 엉덩이와 하복부를 완전히 덮지 않는다.

☐ 속옷을 벗으면 자국이 남는다.

☐ 속옷과 피부 사이에 공간이 남아 헐렁헐렁하다.

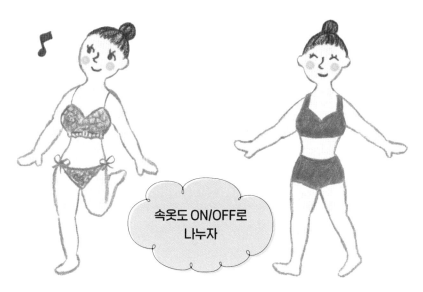

속옷도 ON/OFF로
나누자

ON

레이스 달린 란제리처럼 화려한 속옷은 누군가에게 보일 예정이 있는 날에만 입습니다.

OFF

피부 자극이 없는 100퍼센트 실크나 면 소재로 된 속옷을 입습니다. 질과 엉덩이를 완전히 감싸는 디자인을 추천합니다.

질이 건강해지는
화장실 뒤처리 방법

잦은 온수 비데 사용은 주의!

질은 요도, 항문과 가깝기 때문에 배설물에 쉽게 오염됩니다. 화장실에서 용변을 마친 뒤 꼼꼼히 닦는 것도 중요하지만, 그렇다고 앞뒤로 박박 닦아내면 배설물을 질 주변에 문질러 바르는 꼴이 되고 맙니다.

더러운 부분 주위만 꼼꼼히 닦도록 합시다.

'온수 비데로 씻으니까 괜찮아'라고 생각하는 사람도 있을 테지요. 하지만 온수 비데 역시 주의해서 사용해야 합니다.

비데로 질과 요도를 과하게 씻으면 우리 몸에 늘 존재하는 상재균常在菌과 점액까지 씻겨 내려가, 본래 가지고 있던 질 면역력이 떨어질 뿐 아니라 쉽게 건조해집니다.

온수 비데는 배변 시에만 사용합시다. 수압을 약하게 해서 항문 주위만 씻습니다. 소변 후에는 온수 비데를 사용하지 않고 요도 주변만 화장지로 조심스럽게 누르듯 닦아줍니다.

또 변의를 촉진하겠다며 온수 비데로 자극하는 사람도 있는데, 바람직하지

않습니다. 아침과 저녁 식후에 자연스럽게 신호가 왔을 때 배변을 해야지, 그렇지 않으면 변의에 둔감해져 변비의 원인이 될 수 있습니다.

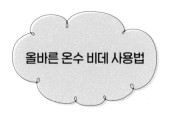

올바른 온수 비데를 잘못 사용하면 질 상재균과 점액까지 씻겨 내려가 항문 주변 피부가 거칠어집니다. 올바른 사용법을 알아둡시다.

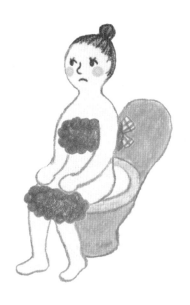

1 배변한다.

2 수압은 가장 약하게 설정한다.

3 '엉덩이' 버튼을 누른다.

4 5~10초 정도 씻는다.

5 화장지로 조심스럽게 누르듯 닦아낸다.

주의!
- 비데는 성교 후, 혹은 생리 기간 중 찝찝한 느낌이 들 때만 사용한다. 질 주변을 약한 수압으로 씻는다.
- 변의를 촉진시킬 목적으로 온수 비데를 사용하지 않는다.
- 수압이 너무 세면 항문에 상처가 날 수 있으므로 바람직하지 않다.

따뜻한 교감은
건강과 행복을 부른다

섹스로 행복과 사랑을 나눈다

지금까지 질 관리의 필요성과 질 관리가 건강과 미용에 미치는 영향에 대해 살펴봤습니다. 그런데 질을 관리하는 목적은 이뿐만이 아닙니다. 나이가 들어서도 만족스러운 성생활을 즐길 수 있는, 젊고 건강한 질을 유지하는 일이야말로 가장 중요한 목적이라고 할 수 있습니다.

별로 내키지도 않고 기회도 없다고 말하는 사람도 있겠지요. 특히 갱년기를 계기로 섹스에서 멀어진 부부가 많다고 합니다.

중장년층의 남녀가 섹스를 하거나 성욕을 표현하면 천박하고 징그럽다고 여기는 경향이 두드러집니다. 나이가 들면서 섹스를 멀리하게 된 데는 이러한 분위기도 무시할 수 없습니다. 반면 미국과 유럽에서는 50대, 60대는 물론, 70대도 섹스를 즐긴다고 합니다.

섹스는 지구상의 모든 생명체가 가지고 있는 번식을 위한 본능입니다. 하지만 인간에게 섹스란 단순히 번식만을 위해 존재하지는 않습니다. 사람에 따라 다소 차이가 있기는 하지만 육체적으로 아이를 낳을 수 없게 된 폐경 후에도 여성에게 성욕은 여전히 현재진행형입니다. 이 사실 하나만으로도 섹스는 단순히 종족 번식의 수단 그 이상의 의미를 지님을 알 수 있습니다.

기분 좋은 섹스를 하면, 뇌에서 옥시토신과 엔도르핀 같은 소위 '행복 호르몬'이 분비되면서 남녀는 서로에 대한 만족과 애정, 그리고 깊은 안정감을 맛보게 됩니다. 섹스는 당신과 상대방을 더 깊은 사랑으로 묶어주는 끈과 같은 것이지요. 또 만족스러운 섹스는 흡사 질 주변을 마사지한 듯한 효과가 있어서 질에 촉촉함과 온기를 주고 여성호르몬 분비를 촉진시킵니다. 여성에게는 섹스 그 자체가 질 관리라고 해도 과언이 아니지요.

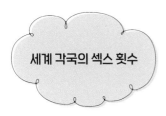

아래 그래프는 영국의 유명 콘돔 제조회사인 듀렉스(Durex)가 2006년에 공개한 연간 섹스 횟수입니다. 일본인이 유럽과 미국에 비해 낮음을 알 수 있습니다.

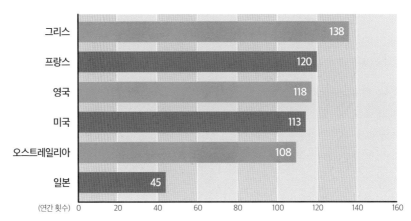

(Durex: Durex Sexual Wellbeing Global Survey 07/08에서 인용)

섹스로 행복 지수를 높인다

일본은 세계에서도 성관계 횟수가 가장 적은 나라라고 합니다. 게다가 2016년 조사에서는 기혼 남녀의 47.2%가 섹스리스라는 결과도 나왔습니다 일반사단법인 일본가정계획 협회 조사.

섹스리스의 원인에는 여러 가지가 있겠지만, 우리를 둘러싼 환경이 여러 자극으로 넘치다보니 섹스에 대한 관심이 예전만큼 크지 않다는 점도 한 요인인 듯합니다. 또 하나는 일본 부부 사이에서 보이는 특유의 현상인데, 서로를 완전한 가족이라고 느낄 뿐 성적인 대상으로 바라보지 않는 부부가 꽤 많습니다. 욕구가 있음에도 서로 엇갈려 섹스리스가 계속되고 있다면 꼭 관계를 개선하기 위해 노력해보기 바랍니다. 가임기 이후의 섹스는 소중한 사람과의 교

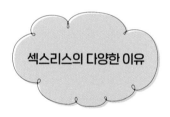

섹스리스의 다양한 이유

일본 기혼 남녀의 약 과반수가 섹스리스라고 합니다. 이유는 아래와 같이 다양합니다.

이유	남성	여성
업무로 피곤하다.	28.2	19.3
귀찮다.	12.0	23.5
출산 후 어쩌다보니 그냥	17.9	20.5
취미 등 다른 즐거움이 있다.	1.7	4.8
가족(육친) 같다.	2.6	4.2
집이 좁다.	6.0	1.8
발기 장애 관련 불안감이 있다.	3.4	-
기타	25.6	25.9
무응답	2.6	-

(기타무라 구니오北村邦夫: 2012년도 제6회 '남녀의 생활과 의식에 관한 조사'에서 인용 작성)

감, 소통이라는 의미가 더욱 강하기 때문입니다. 그리고 이러한 관계가 지속되는 것은 노년기의 행복과 건강뿐 아니라 뇌 노화에도 큰 영향을 미칩니다.

질 건조로 성교통이 있어 섹스가 소원해졌다면 윤활제를 사용해보세요.

손을 잡고 허그하는 등 스킨십을 늘리는 것부터 시작해도 좋습니다. 섹스의 의미를 넓게 생각한다면 이러한 스킨십도 섹스의 한 종류이니까요.

현재 파트너가 없을지라도 스킨십을 갈망하는 마음은 잃지 않도록 합시다. 또 상대가 있든 없든 스스로 쾌감을 얻는 자위행위[148쪽]에도 도전해보세요. 페이스를 마음대로 조절할 수 있다는 점이 자위행위의 장점입니다. 가벼운 마음으로 꼭 시도해보면 좋을 듯합니다.

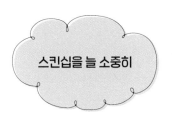

스킨십을 늘 소중히

사랑하는 사람과의 스킨십은 노년기의 행복감과 건강, 그리고 뇌 노화와도 직결됩니다.

스킨십이나 섹스를 하면 행복 호르몬이 분비된다.

섹스를 하면 마치 질 마사지를 한 듯한 상태가 된다.

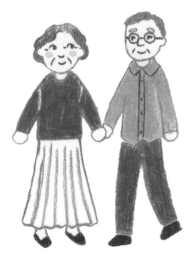

행복 호르몬 덕분에 스트레스가 줄어든다.

스스로에게 자신감이 생긴다.

질 관리 선진국
프랑스

프랑스 여성은 어떻게 질을 관리할까?

유럽이나 미국 여성들은 적극적이고 능동적으로 질을 관리합니다. 우리에게 피부와 손톱 관리가 일상적이듯, 유럽과 미국에서는 질 관리가 그렇습니다. 우리나라에서는 질 주변이나 섹스에 대한 이야기가 터부시되기 일쑤지만 유럽, 미국에서는 비교적 툭 터놓고 이야기할 수 있는 분위기입니다. 그래서 질 관리에 대한 인식도 거리낌 없는 것 같습니다. 특히 프랑스는 질 관리 선진국 이라고 할 수 있을 정도로 질 관리에 적극적입니다.

약국이나 마트, 에르보리스테리아^{Herboristerie, 약초 전문점} 등에서는 질 전용 세정제, 관리 용품을 부담 없는 가격에 구입할 수 있습니다. 냄새나 짓무름이 신경 쓰일 때 사용하는 민감 부위 전용 물티슈까지 있어 외출 시 관리에 대한 배려도 엿보입니다.

또 프랑스에서는 음모를 스스로 관리하는 것도 일반적입니다. 면도칼과 전기면도기로 깎거나 왁스를 사용해 제모하기도 하고, 우리나라와 마찬가지로 전용 숍이나 클리닉에서 제모하는 사람도 있습니다.

게다가 **조산사나 키네지테라피스트** ^{kinezitherapist,} 의료 목적으로 마사지 시술을 하는 사람 **중**에는 **전문적으로 질 마사지를 하는 사람이 있을 정도입니다.** 질압 회복과 질 속 혈류 개선을 통해 더 나은 부부생활을 할 수 있도록 이끌어줌은 물론이고, 여성이 건강한 몸과 마음을 가지고 생활할 수 있도록 도와줍니다. 또 **정체整体,** 손으로 몸의 근육과 골격을 바로잡는 민간 대체요법-옮긴이 **등을 시술할 때에는 질 안을 오일로 마사지하면서 골반저근을 조였다 푸는 운동 방법도 가르쳐준다고 합니다.** 프랑스에서는 이 같은 골반저근 관리 시설이 일반적인데, 놀랍게도 출산 후거나 의사 처방전이 있으면 건강보험 혜택도 받을 수 있습니다. 역시 질 관리 선진국답습니다!

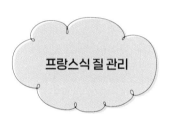

프랑스식 질 관리

질 관리 선진국인 프랑스의 질 관리법을 참고해 자신의 몸 구석구석까지 애정을 가지고 관리합시다.

☐ 민감 부위 전용 비누로 씻는다.

☐ 크림이나 오일로 질 색소침착을 예방한다.

☐ 크림을 발라 보습한다.

☐ 오일로 질 주변을 마사지한다..

☐ 정기적으로 방문하는 산부인과 의사가 있다.

☐ 질 마사지를 시술해주는 전문가가 있다.

☐ 딸은 어머니에게 질 관리법과 성에 대해 교육받는다.

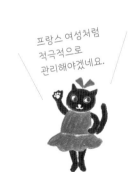

프랑스 여성처럼 적극적으로 관리해야겠네요.

자위행위를
추천합니다

스스로 쾌감을 이끌어내는 일도 중요

자신의 성기를 직접 만져 오르가슴에 도달하는 것을 자위행위^{마스터베이션}라고

하는데, 요즘에는 '셀프플레져'라는 이름으로 부르기도 합니다.

여성의 성욕은 당연한 본능인데도 여태껏 음란하다는 인식에 갇혀 그저 숨

기기에 급급했습니다. 하지만 원래 성욕은 식욕, 수면욕과 나란히 동물에게

없어서는 안 되는 욕구입니다. 해소되지 않으면 건강에 악영향을 끼칠 수 있

습니다.

아래와 같이 자위행위는 여성에게 여러모로 긍정적입니다. 지금껏 경험이

없더라도 꼭 질 관리의 일환이라 생각하고 도전해보길 바랍니다.

① 첫 번째로 질 마사지와 동일한 효과가 있습니다. 혈류의 흐름을 좋게 하

며, 점액 분비를 촉진시켜 촉촉함과 탄력을 유지하는 데 도움이 됩니다.

② 오르가슴을 느끼면 행복 호르몬^{옥시토신}이 분비됩니다. 이름 그대로 행복

한 기분이 들어 자신과 주위에 관대해집니다. 또 신진대사를 촉진시키는 등

건강과 미용 면에서도 좋습니다.

③ 여성호르몬이 안정적으로 분비되도록 도와줍니다. 여성호르몬은 질 주위를 촉촉하게 하고 모발과 피부에 광택을 주는 등 노화 방지 효과가 있어, 폐경기에 걸리기 쉬운 생활습관병과 골다공증이 생기지 않게 몸을 지켜줍니다.

요즘은 여성을 타깃으로 한 작품성 있는 어덜트비디오와 세련된 어덜트토이도 많이 판매되고 있습니다. 인터넷 쇼핑몰, 아니면 오프라인 매장에서도 구입할 수 있습니다. 예전에 비해 부끄럽다거나 음란하다는 생각이 꽤 옅어진 것 같기는 합니다. 생활을 밝고 건강하게 만드는 '자위행위'에 여러분도 도전해보기 바랍니다.

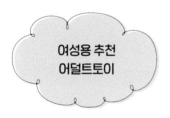

여성용 추천 어덜트토이

요즘에는 여성의 이목을 끄는 귀엽고 세련된 어덜트토이가 많습니다. 자위행위를 어떻게 하는지 모른다면 꼭 어덜트토이에 도전해보세요.

로타

성기에 진동을 주어 즐기는 여성 어덜트토이의 고전입니다. 가격이 매우 저렴한 제품도 있으므로 색다른 자극을 주고 싶은 사람이나 초보자에게 추천합니다.

바이브레이터

질 안에 직접 삽입해 즐기는 어덜트토이입니다. 요즘에는 귀여운 동물 디자인 등 얼핏 어덜트토이로 보이지 않는 상품이 늘고 있습니다.

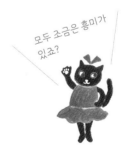

모두 조금은 흥미가 있죠?

'마음 관리'도
잊지 말자

마음이 변하면 몸도 변한다

여성은 호르몬 분비량에 따라 기분이 이리저리 바뀝니다. 갱년기 즈음이 되면 더 이상 여자가 아닌 것 같다는 생각에 상실감에 빠지기도 하고, 어떤 날은 이 유도 없이 우울해져서 초조하고 불안하기도 합니다.

이럴 때는 '스마일 질 관리'를 해보세요. 스마일 질 관리는 문자 그대로 웃는 얼굴로 질 관리를 하는 것입니다. 웃는 얼굴을 하면 웃는 근육이 움직이면서 뇌에 '즐겁다'라는 정보를 보내, 뇌파가 심신이 편안할 때 발산하는 α파로 변하고, 행복 호르몬인 세로토닌이 분비됩니다. 가짜 웃음이라도 효과는 진짜 웃을 때와 같은 것이지요.

또 질 관리로 심신이 안정되면 쾌락물질인 도파민이 나오면서 불안하고 초조한 감정이 순식간에 사라집니다.

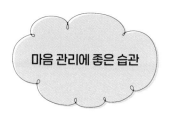

마음 관리에 좋은 습관

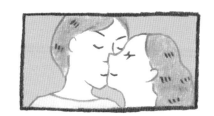

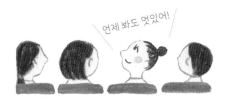

언제 봐도 멋있어!

푹 빠질 수 있는 취미를 갖는다

독서, 예술, 스포츠, 수예 등 모든 것을 잊고 몰두할 수 있는 취미를 갖는다.

누군가를 좋아한다

탤런트나 배우와 연애하는 상상도 좋다.

친한 친구를 만든다

무엇이든 툭 터놓고 말할 수 있는 친구는 힘든 시기에 정신적인 버팀목이 된다.

잠은 중요하다

잠자리 환경에 신경을 써서 질 좋은 수면을 취하도록 한다.

멋에 관심을 가진다

자신의 매력을 돋보이게 하는 메이크업이나 패션을 즐긴다.

일에서 보람을 느낀다

직장, 노동 형태 불문하고 일을 즐기려는 마음이 중요하다.

가족, 연인과 대화의 시간을 갖는다

가까운 사람과의 유대감은 가장 든든한 마음의 지지대다.

인간관계를 정리한다

골치 아픈 관계가 있다면 거리를 두어 스트레스를 받지 않는다.

여성은 55세가 성욕의 절정기?!

사람의 성욕은 평생 사그라들지 않는다고 합니다. 여성의 경우 갱년기 이후에 강해지는 경향을 보이며, 성욕이 가장 왕성한 시기는 55세라는 설도 있습니다. 갱년기가 되면 여성호르몬은 감소하는 반면, 상대적으로 성욕을 높이는 남성호르몬은 증가하기 때문이라고 합니다.

일본에서는 여성이 성욕을 느끼는 것을 부끄럽게 여기는 분위기가 있는데, 이러한 분위기는 오히려 시대를 역행하는 풍조입니다. 에도시대$^{1603~1868}$에는 여성의 성과 성욕에 대한 화제가 지금보다 더 긍정적이고 개방적으로 받아들여졌던 것 같습니다.

에도 시대 여성의 성욕을 드러내는 한 에피소드가 있습니다. 당시 관료로 일하며 공정하고 인정 많은 판결을 내리기로 유명했던 오카 에치젠이라는 사람이 어머니에게 "여자는 언제까지 성욕을 느끼나요?"라고 물었더니 어머니는 아무 말 없이 옆에 있는 화로 속 재만 휘저었다고 합니다. 어머니는 침묵 속에 '재가 될 때까지'라는 의미를 담고 싶었던 것이지요.

여성에게도 성욕이 있고 죽을 때까지 계속된다는 사실은, 당시 여성의 감각으로 볼 때 어쩌면 당연한 일이었는지도 모릅니다.

PART 4

심신의 안정,
식물에서 답을 찾다

컨디션이 영 별로인데, 약은 싫다고요?
이럴 때 권하고 싶은 비장의 해결책이 있습니다.
바로 식물의 힘입니다.
PART 4에서는 식물요법의 매력과
섭취 방법을 소개합니다.

컨디션,
식물요법으로 조절하자

몸에 부담 없는 식물요법

딱히 이유도 없이 계속 컨디션이 처지는데 병원에 갈 정도는 아니고 약을 복용하기에도 애매하고, 그런데 아무것도 안 하자니 찜찜하고…. 이런 경험 누구나 한번쯤은 있지 않나요? 이럴 때는 망설이지 말고 자연의 힘으로 컨디션을 회복하는 식물요법에 손을 내밀어보세요.

'식물요법'이라고 하니 뭔가 어렵게 느껴질지도 모르지만, 일상생활에서 허브티를 마시거나 에센셜오일을 사용하는 것도 사실 식물요법 중 하나입니다.

식물요법이란 식물이 가지고 있는 약리작용을 이용하는 것으로, 인간 본연의 자연치유 능력을 이끌어내 컨디션 저하와 문제점을 개선하고 건강을 유지·증진시키는 요법을 말합니다.

특히 프랑스에서는 대학에 '식물요법 강좌'가 개설될 정도로 하나의 학문으로 인정받고 있습니다.

평소 관리 목적으로 식물을 섭취하길 원한다면 허브티나 캡슐, 팅크제tincture, 분말제 등이 일반적입니다. 여기서 소개하는 식물은 어떤 방법으로 섭취하든 효과는 같습니다. 단, 양질의 건조 식물을 섭취하도록 합니다. 너무 오래되었 거나 꽃·잎이 가늘고 퇴색하면 효과가 별로 없을 수도 있습니다.

그리고 한 가지 관리법을 시작했다면 3주 동안은 계속해야 합니다. 반드시 3주간 지속해야 효과가 있는 것은 아니지만, 몸의 균형을 완전히 바로잡아 안 정시키기 위해 필요한 최소 기간이 3주라는 게 통설입니다. 또 약을 복용 중 이거나 지병이 있는 사람은 사전에 의사, 약사와 상담한 뒤 시작해야 합니다.

마사지나 방향욕 등에 사용할 에센셜오일은 100퍼센트 천연오일이 좋답니다.

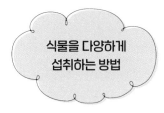

식물을 다양하게 섭취하는 방법

식물요법에서 일반적인 섭취 방법은 아래 네 가지입니다. 자신 의 라이프스타일과 가장 잘 맞는 방법으로 섭취하세요.

허브티

잎을 넣어 끓인 수용액을 가리키는 허브티는 프랑 스어로 티잔느라고 합니다. 건조시킨 약초를 뜨거운 물에 넣어 추출해서 마시는 방법으로, 식물의 수용 성 성분을 섭취하는 가장 대중적인 형태입니다. 또 피부에 바르는 등 외용으로 이용하기도 합니다.

팅크제

식물의 성분을 알코올 용액으로 추출합니다. 알코올 에 담그면 온수에서는 추출되지 않는 성분까지 섭 취할 수 있습니다. 물에 몇 방울 넣어 마시거나, 평소 사용하는 피부 관리 제품에 섞어 피부 상태를 고르 게 하는 데 사용합니다.

분말제

식물을 건조해 곱게 갈아 분말 상태로 만든 형태입 니다. 온수에 녹여 마시거나 요구르트 등에 넣어 섞 어 먹습니다.

캡슐

식물 분말이나 오일 등을 캡슐에 넣은 것입니다. 맛 이 역겨운 식물도 캡슐이라면 부담 없이 섭취할 수 있습니다.

올바른 허브티
추출법

허브티를 마셔보자

앞서 식물요법의 다양한 섭취 방법을 설명했는데, 가장 추천하고 싶은 방법은 역시 맛과 향을 음미할 수 있는 허브티입니다. 그러나 마켓 등에서 구입하는 티백 타입의 허브티는 풍미를 만끽하기에는 충분하지만, 식물요법을 기대할 수 있을 만큼 성분이 많이 함유된 제품은 아주 극소수입니다. 따라서 식물 잎차는 되도록 허브 전문점에서 구입하는 것이 좋습니다.

허브티를 우려낼 때는 사용하는 식물 부위에 따라 인퓨전infusion과 데콕션decoction이라는 두 가지 방법을 구별해 사용합니다. 꽃이나 잎을 사용하는 경우는 인퓨전, 뿌리나 나무껍질을 사용하는 경우는 데콕션으로 우려냅니다.

식물은 한 종류만 사용해도 좋지만, 몸 컨디션 상태에 따라 여러 식물을 섞어서 마시는 방법도 추천합니다. 각각 식물의 약효가 서로 상승 작용을 일으키기 때문입니다. 조금 큰 스푼 등으로 같은 양을 섞기만 하면 됩니다. 볼에 모든 식물을 넣고 아래쪽 식물이 위로 올라오도록 손으로 잘 배합합니다. 무거운 식물이나 씨 등은 밑으로 가라앉기 쉬우므로 고르게 잘 섞어야 합니다. 아래에서 위로 가지고 오듯이 섞는 것이 성공적으로 혼합하는 비결입니다.

혼합한 식물은 병이나 지퍼 달린 봉투 등에 넣어 빛과 고온, 습기를 피해 밀봉해 보관합니다.

마실 때는 식물을 물 250밀리리터당 1테이블스푼 넣습니다. 우려내서 평소 마시는 물이나 차 대용으로 하루 2~4잔 정도 마시면 효과가 느껴집니다.

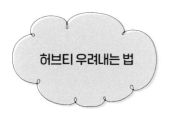

늘 마시는 음료를 허브티로 바꾸어보세요. 몸이 편안해지는 것을 느낄 수 있습니다.

(식물 양 기준: 250밀리리터당 1테이블스푼)

인퓨전(꽃·잎)

① 뜨거운 물을 주전자에 담고 꽃이나 잎을 넣는다.
② 뚜껑을 닫고 5~10분 정도 추출한다.
③ 잎이나 꽃은 걸러낸다.

데콕션(뿌리·나무껍질 등)

① 주전자에 뿌리나 나무껍질, 물을 넣고 열을 가해 끓인다.
② 약불에서 2~5분 정도 끓여 우려낸다(종류에 따라서는 30분 정도 우려내기도 한다).
③ 불을 끄고 뚜껑을 덮은 채로 10분 정도 둔다.
④ 뿌리나 나무껍질은 걸러낸다.

식물요법으로
몸속부터
건강하게

내장 관리부터 시작하자

식물요법은 다섯 개 독소 배출 기관인 '간장, 신장, 장, 폐, 피부'에 주목합니다. 먼저 이들 장기가 제대로 작동하도록 관리하는데, 장기 관리를 다른 말로 하면 디톡스입니다.

혈액 흐름이 정체되거나 체내 수분 대사가 나쁘면 몸이 제대로 기능하지 않습니다. 우선은 음식을 제대로 소화시켜 필요한 영양소를 흡수하는 위장 기능과 불필요한 노폐물을 몸 밖으로 내보내는 배출 기능이 원활하게 이루어지도록 몸을 재정비하는 일이 중요합니다.

독소나 노폐물을 몸 밖으로 배출하는 기능에 별 문제가 없으면, 호르몬 분비도 안정되어 몸 안쪽에서부터 건강을 지킬 수 있습니다. 건강에 자신 있는 사람도 미리미리 내장을 관리해두면 피로감이나 권태감을 예방할 수 있습니다.

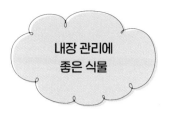

내장 관리에 좋은 식물

불필요한 독소를 제거하고 내장의 기능을 높이는 식물을 적절히 섭취하도록 합니다.

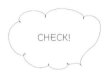

CHECK!

해독과 배출, 혈류 촉진 등 내장 관리가 목적이라면, 허브티를 500밀리리터~1리터 정도 하루 종일, 늦어도 오후 7시까지 마십니다. 식사 도중에 마시지 않고 식사와 식사 사이에 마십니다.

Dandelion
민들레

간장과 신장에 작용해 해독, 배출을 촉진한다. 내장 관리가 목적일 땐 '뿌리'를 사용한다.

Rosemary
로즈마리

간장의 담즙 분비를 촉진해 소화를 돕고 항산화 작용으로 세포의 산화 손상을 막는다.

Burdock
우엉

간장과 신장의 해독·배출 기능 촉진, 콜레스테롤 수치와 혈당치 개선, 그리고 장내 환경 개선에 효과적이다. 내장 관리가 목적일 땐 '뿌리'를 사용한다.

Nettle
쐐기풀

신장의 노폐물과 잉여 수분을 배출하는 기능을 도와 혈액을 맑게 한다. 규소, 철 등의 미네랄도 풍부하다.

위 식물을 모두 섞으면 디톡스 효과가 더 커져요!

점막을 촉촉하게
해주는 식물

목이 촉촉하면 질도 촉촉하다

사실 목이 약하거나 변비에 잘 걸리는 사람은 체질적으로 몸질 점막도 쉬이 건조해지는 경향이 있습니다.

이럴 때는 당아욱, 서양접시꽃 등 점액질이 풍부해 점막을 촉촉하게 만드는 식물로 만든 허브티나 질경이 씨앗을 먹으면 좋습니다.

또 질을 촉촉하게 유지하기 위해서는 비타민 A가 중요합니다. 비타민 A는 점막을 강화시켜주는 지용성 비타민으로, 대구나 상어 등의 간유肝油; 물고기의 간장에서 추출한 기름에 많이 들어 있습니다. 간유에는 비타민 A와 D가 매우 풍부합니다. 단, 지용성 비타민은 과잉 섭취하면 필요 이상으로 몸에 쌓여 부작용이 생길 우려가 있으므로 반드시 용량을 지키도록 합시다.

75쪽에서 소개한 질 건조를 막아주는 오일 외에 다음과 같은 식물도 추천합니다.

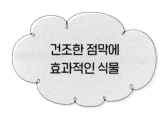

건조한 점막에 효과적인 식물

점막이 건조하면 몸에 여러 문제가 발생합니다. 식물을 효과적으로 섭취해 점막이 건조해지는 것을 예방합시다.

Mallow Flowers   Marsh Mallow

당아욱 / 서양접시꽃

점액질이 풍부한 식물로 신체 점막 보습과 염증 완화 효과가 있다. 위 점막의 염증을 진정시키고 방광염을 예방하며 호흡기 점막에도 작용해 목통증과 가래를 완화시킨다. 변비 개선에도 좋다. 눈에 염증이 생겼을 때는 찜질로, 구내염이 생겼을 때에는 구강세척제로 활용할 수도 있다.

Psyllium Seeds

차전자 씨앗

점액질과 식이섬유가 풍부하며 보수성이 높은 차전자 씨앗은 변비와 장내 환경 개선에 좋다. 씨앗을 물에 담가 젤리처럼 부풀어오르면 삼킨다.

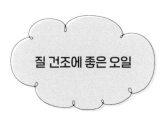

질 건조에 좋은 오일

질 주변 건조를 막아주는 대표적인 오일입니다. 질 주변을 마사지할 때에도 사용합니다.

Sea Buckthorn

산자나무 오일

촉촉한 점막을 유지하는 데 중요한 오메가7계 지방산 팔미톨레인산이 풍부한 오일이다. 건강보조식품으로 복용하기도 하고 화장품으로 피부에 바르기도 한다. 질 보습제나 질 주변을 마사지할 때도 사용한다.

달맞이꽃 종자유

오메가6계 필수지방산인 리놀산, 감마리놀렌산, 리그닌, 식물성스테롤이 풍부하다. 콜레스테롤 저하, 알레르기 개선, 피부 건조 개선, 생리통 완화와 생리전증후군에 효과적이다. 가려움, 습진, 건선 등의 피부 문제에도 사용된다.

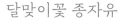

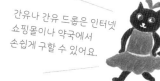

간유나 간유 드롭은 인터넷 쇼핑몰이나 약국에서 손쉽게 구할 수 있어요.

잠들기 전
허브티 한 잔

잘 자야 스트레스도 사라진다

과도한 스트레스가 계속 이어지면 몸은 스트레스에 맞서기 위한 태세에 돌입하고자 생명 유지에 직접적으로 중요하지 않은 생식기능은 뒤로 미룹니다. 즉, 스트레스는 호르몬 균형을 깨뜨리는 가장 큰 적이라고 해도 과언이 아닙니다.

호르몬 균형을 바로잡기 위해서는 반드시 양질의 충분한 수면을 취해야 합니다. 그래서 필요한 것이 수면의 질을 높이는 식물들입니다.

쉽게 잠들지 못하거나 밤중에 몇 번이나 깨는 등 푹 자지 못한다면 시계꽃, 쥐오줌풀, 레몬밤, 홉 등 가운데 한 종류만이라도 좋으니 허브티로 우려내 자기 전에 조금만150밀리리터 마셔봅시다.

하루 종일 축적된 긴장이 풀리면서 깊은 잠으로 이끌어줍니다.

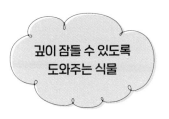

깊이 잠들 수 있도록 도와주는 식물

잠이 부족하면 호르몬 균형이 깨져 하루 종일 짜증스러울 뿐만 아니라 피부 트러블의 원인이 되기도 합니다. 잠을 푹 잘 수 있도록 도와주는 식물을 찾아 섭취해봅시다.

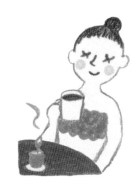

Passion Flower

시 계 꽃

진정·진통과 수면 개선 등의 효과가 있다. 흥분된 자율신경계를 안정시키고 가슴 두근거림과 소화 문제, 두통, 불안, 짜증, 불면 등의 증상을 없애준다.

Valerian

쥐 오 줌 풀

잠 드는 데 걸리는 시간을 줄이고 도중에 잠이 깨지 않게 한다. 또 근육의 긴장을 이완, 진정시키는 기능도 있다. 스트레스로 인한 불안, 불면, 가슴 두근거림, 통증 등을 개선하는 데 효과적이다.

Hop

홉

소화가 잘 되도록 위액 분비를 촉진시켜 소화기능을 개선한다. 또 불안과 긴장을 없애고 진정·안정을 유도해 잠을 잘 자게 한다. 식물성 에스트로겐이 들어 있어 호르몬 분비를 안정시키는 데도 사용된다.

169쪽에서 소개하는 레몬밤도 불면증 개선에 효과적이랍니다!

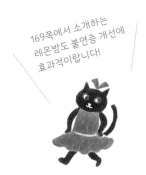

갱년기를
다스리는 식물

식물의 힘으로 갱년기를 극복한다

갱년기 주요 증상인 가슴 두근거림, 불안, 짜증, 안면 홍조, 식은땀 등을 개선하고 싶다면 산사나무, 붉은 토끼풀, 붉은 잎 포도나무, 그리고 체이스트베리168쪽가 효과적입니다.

이 식물들을 섞은 허브티를 하루 2~4잔 마십니다. 수면 장애나 심리 증상 탓에 괴로운 사람은 시계꽃이나 홉을 추가해보세요.

158쪽에서 소개한 정기적인 내장 관리도 잊지 맙시다. 혈당치나 콜레스테롤 수치에 직접 관여하는 당질과 지질 대사의 불균형을 개선해줍니다. 일 년에 2~4번, 환절기나 컨디션 저하로 힘들 때 시도해보면 좋습니다.

피부나 질 건조가 신경 쓰이는 사람은 보리지오일이나 산자나무오일 캡슐을 복용하세요.

갱년기가 괴롭다…

갱년기장애 치료에는 흔히 호르몬대체요법(HRT)를 사용합니다. 여성호르몬을 보충해서 증상을 완화시키는 치료법인데, 부작용을 우려하는 사람도 있습니다. 이럴 때는 부작용 발생 우려가 적은 식물의 힘을 빌려보면 어떨까요?

Hawthorn
산사나무

진정 작용, 경련 진정 작용으로 유명하며 불안과 심장 두근거림을 완화시켜준다. 갱년기에 나타나는 자율신경계의 불안정, 안면 홍조를 진정시키는 데 사용된다.

Red Clover
붉은 토끼풀

이소플라본과 각종 미네랄이 풍부하며 혈류 개선과 독소 배출 등 정화 작용이 뛰어나다. 에스트로겐과 비슷한 작용을 하는 식물 성분이 호르몬 균형을 잡아주기 때문에, 갱년기 장애의 각종 증상과 골다공증 예방에 효과적이다. 피부 염증과 가려움 개선에도 사용된다.

Vigne Rouge
붉은 잎 포도나무

안토시아닌, 폴리페놀 등의 항산화물질이 풍부해 정맥 혈류 개선에 좋다. 특히 다리가 자주 붓는 사람에게 추천한다. 피부의 색소침착을 예방하고, 염증을 완화해 깨끗한 피부를 만들어준다.

--- OIL ---
보리지오일

건조피부, 간선, 습진 등 문제가 있는 피부 관리 제품으로 사용된다. 캡슐로 복용하면 생리전증후군과 유방 팽창, 복부 팽만감 등이 개선되고, 갱년기 피부·점막 건조에도 효과적이다. 질 보습과 질 주위 마사지용으로도 사용할 수 있다.

몸 상태별
식물요법

생리통에 좋은 식물

식물요법은 시판약에 비해 부작용이 적고 화학물질이 들어 있지 않기 때문에 누구나 안심하고 섭취할 수 있습니다. 가벼운 마음으로 시작해보세요.

지금부터는 여성의 몸 상태별 추천 식물을 소개하고자 합니다.

첫 번째는 여성의 대표 고민인 생리통입니다. 여성은 초경을 경험하고서 폐경을 맞이할 때까지 몇 십 년 동안이나 생리를 해야 합니다. 어쩔 수 없다고 지레 포기하고 생리통이 있을 때마다 진통제를 삼키며 참는 사람도 많을 테지요. 하지만 건강하다면 생리통은 없어야 정상입니다.

냉증이나 혈류 정체로 자궁 기능이 떨어져 통증이 발생하는 것이므로 혈액 순환을 촉진시키는 식물을 섭취합시다.

생리통이 심하다

쑥, 라즈베리 잎, 금잔화, 서양톱풀, 레이디스 맨틀(168쪽) 등을 섞어서 생리 예정일 열흘 전부터 하루 2~3잔을 데콕션으로 마십니다.

더불어 달맞이꽃 종자유 캡슐(500밀리그램)도 생리 전부터 하루 두 캡슐, 저녁 식사 후에 복용합니다. 생리통이 심할 때는 하루 세 번, 한 번에 두 캡슐을 식후에 복용하도록 합니다.

Wormwood
쑥

경련 진정 작용과 항염증 작용으로 자궁 수축력을 높여 생리통을 완화시켜준다. 소화기능 개선과 이뇨 작용으로 붓기를 진정시키며, 몸을 따뜻하게 해주는 데 탁월한 식물이다. 또 생리가 제때 시작되도록 돕기 때문에 생리 불순을 관리할 때에도 사용한다.

Raspberry Bush
라즈베리 잎

이뇨 작용, 정화 작용으로 독소 배출을 촉진한다. 칼슘 등 미네랄도 풍부해 경련 진정, 자궁 강장에 좋다. 생리통 완화와 여러 부인과 질환(자궁내막증, 자궁근종 등)에 사용될 뿐 아니라, 출산 시에는 순산을 위해, 출산 후에는 모유 분비 촉진을 위해 사용한다.

Calendula
금잔화

경련 진정, 항염증 작용이 있어 생리통 완화, 생리 불순 개선에 효과적이다. 위에 염증이 있을 때도 사용하며 간장을 깨끗하게 하는 작용도 한다. 오일로 사용하면 피부 염증 완화 효과가 있어 습진이나 민감성 피부 관리에 쓰인다.

생리전증후군이 심하다

생리전증후군, 생리 전 심리 증상이 일상생활에 지장을 줄 정도로 심한 PMDD(생리전 불쾌 장애)는 사람에 따라 증상이 다양합니다. 생리 전 어김없이 컨디션이 나빠지는 사람은 먼저 스트레스를 다스려야 합니다. 앞서 언급했듯이 스트레스는 수면의 질을 높이면 개선되는 경우가 많습니다. 불안, 초조, 짜증을 잘 느끼는 사람은 홉을, 생리 전에만 우울감이 있는 사람은 레몬밤을 우려낸 허브티를 저녁 식사 후에 한 잔 마시도록 합니다.

생리 시작 일부터 14째 되는 날부터는 서양톱풀, 레이디스 맨틀, 체이스트베리를 블랜딩해 데콕션으로 하루 두 잔 마시고 이와 함께 달맞이꽃 종자유 캡슐(500밀리그램)을 저녁 식사 후에 두 캡슐 씩 복용합니다. 생리가 시작되면 더 이상 마시거나 복용하지 않아도 됩니다.

Yarrow
서양톱풀

생리통과 생리 과다, 생리 주기 트러블 등에 사용한다. 소화 불량, 위 경련, 변비, 가스 팽만 개선, 간 기능 개선 작용이 있다. 그리고 프로게스테론과 비슷한 작용을 하는 성분인 식물성스테롤류를 함유하고 있다.

Lady's Mantle
레이디스 맨틀

타닌 함유량이 높고 지혈 작용이 뛰어나 자궁근종과 자궁내막증으로 인한 생리 과다와 폐경 전 다량 출혈 시에 사용된다. 또 생리 주기를 규칙적으로 맞추고 생리통을 완화한다. 서양톱풀과 마찬가지로 프로게스테론과 비슷한 작용을 하는 성분인 식물성스테롤류를 함유하고 있다.

Chasteberry
체이스트베리

뇌하수체에 직접 작용해 호르몬 분비를 조절한다. 호르몬 균형을 맞추어 배란을 촉진하고 생리 주기를 안정시키며 생리전증후군의 각종 증상과 갱년기 컨디션 저하 개선에 사용된다.

피곤이 풀리지 않는다

스트레스가 쌓이고 피곤이 풀리지 않나요? 컨디션 회복이 더뎌 걱정이라면 뛰어난 강장 효과로 신체 스트레스 적응력을 높여주는 식물을 섭취하세요. 강장 효과가 탁월한 식물 중 가장 추천하고 싶은 식물이 가시오갈피입니다. 아침에 허브티를 데톡션으로 마시거나 캡슐을 복용합니다. 당귀 뿌리도 빈혈, 허약 체질, 불안 등 신경 증상으로 고민인 사람에게 추천합니다. 냉증을 개선시키는 효과도 있습니다. 스트레스가 많으면 배에 자주 가스가 차기도 하는데, 당귀와 로즈마리(159쪽) 등 소화를 돕고 장내 가스를 제거하는 식물을 섞어서 식후 허브티로 마시면 해소됩니다.

Eleutherococcus
가시오갈피

몸의 스트레스 적응력을 높이는, 강장 효과가 있는 식물 중 하나다. 자양강장, 피로회복, 자율신경 균형 유지, 호르몬 균형 개선 등 여러 증상에 효과가 있다.

Angelica Gigas
당귀

소화 촉진, 진정 작용이 있어 두통, 불안, 장내 가스 개선에 효과적이다. 여성을 위한 강장 허브로 도 유명하며 빈혈, 냉증, 생리통, 성욕 저하, 질 건조 등에 좋다.

Lemon Balm
레몬밤

소화 개선, 경련 진정, 진정 작용 등의 효과가 있다. 스트레스성 위장 장애, 두통, 생리전증후군, 갱년기, 산후 우울증 개선에 뛰어나다. 피곤한 날 저녁 식사 후에 달여서 한 잔 마신다.

칸디다성 질염에 걸렸다

칸디다성 질염은 체질에 따라 여러 차례 반복해서 걸리기도 합니다. 의료기관을 방문해 제대로 진찰을 받고 완치하도록 합니다. 칸디다균은 몸이 산성화되면 번식력이 증가합니다. 되도록 고기 등의 산성 식품을 피하고, 녹색 채소류와 해초 등 알칼리성 식품을 적극적으로 섭취해야 합니다. 설탕과 발효 식품, 효모가 함유된 식품도 가급적 먹지 않는 것이 좋습니다. 간장과 된장을 과다하게 섭취하지 않도록 조심합시다. 마늘, 양파, 파, 부추, 펜넬, 고수 등의 식재료는 칸디다균을 격퇴하는 데 제격입니다. 또 오일 중에는 코코넛오일이 좋습니다. 코코넛오일을 토스트에 바르거나 음료에 넣어 마시면 더 효과적입니다. 허브티로 섭취하고 싶다면 번식한 진균을 소멸시키는 핑크트럼펫을 추천합니다.

Lapacho
라파초 (핑크트럼펫)

면역 조절, 항염증, 항균, 항진균 작용이 있어 칸디다성 질염에 효과적인 식물이다. 혈액순환 개선 효과도 있어 자궁내막증이나 자궁근종에도 좋다.

자몽 씨앗 진액

자몽 씨앗에서 추출한 진액은 프랑스 식물요법에 자주 등장한다. 진액은 물에 희석해 사용한다.
　자몽 씨앗 진액은 음용은 물론이고 칸디다성 질염 치료에도 쓰이는데, 의외의 쓰임새가 있다. 탐폰에 흡수시켜 1시간 반 정도 질 속에 넣어두면 칸디다성 질염의 응급처치에 아주 탁월하다고 한다. 증상이 가벼울 때는 이 방법만 며칠 계속해도 낫는다.

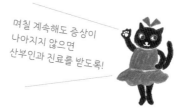

며칠 계속해도 증상이 나아지지 않으면 산부인과 진료를 받도록!

질 분비물이 많다 / 냄새와 습진이 신경 쓰인다

질 분비물이나 냄새가 신경 쓰인다면 허브 좌욕도 좋습니다. 허브를 우려낸 따뜻한 물로 좌욕을 하면 질과 항문으로 허브의 좋은 성분이 흡수됩니다. 자궁을 직접 덥히기 때문에 하복부도 금방 따뜻해집니다. 바닥이 젖을 수 있으므로 좌욕은 목욕탕에서 하는 것이 좋습니다. 치질이 있는 사람에게도 좋습니다.

1 레이디스 맨틀(168쪽) 잎차를 준비합니다.

2 통이나 대야에 뜨거운 물 1.5~2리터를 붓고, 거기에 허브 4큰술을 넣어 10분 정도 우려냅니다. 티백 등을 사용해도 좋습니다.

3 허브를 건져내고 대야에 담긴 온수에 질과 엉덩이를 담가 5분 정도 따뜻하게 합니다.

point
질과 엉덩이가 물속에 잠기도록 무릎을 세우고 앉은 자세가 좋습니다.
※효과는 체질에 따라 다릅니다.

티트리와 제라늄의 방향증류수

방향증류수란, 식물을 고온의 수증기로 증류했을 때 나오는 수용액으로 식물의 유효 성분이 들어 있습니다. 방향증류수는 에센셜오일과는 달리 점막에 사용해도 안전합니다. 스프레이 병 등에 담아 민감 부위에 뿌려줍시다. 팬티 위에 바로 뿌려도 됩니다.

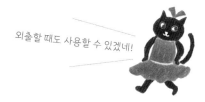

외출할 때도 사용할 수 있겠네!

파리의 식물요법 전문가 갈루아즈 가오리의 프랑스 통신
프랑스의 약초전문점 에르보리스테리아

에르보리스테리아^{Herboristerie}는, 오래 전부터 프랑스인의 생활 깊숙이 자리 잡은 약초전문점입니다. 허브나 식물 성분 캡슐, 팅크제 등을 판매합니다. 물론 현대 의료 현장에서는 약물치료가 중심이지만, 그래도 '왠지 몸이 처진다'라든가 '병원에 갈 정도는 아니지만 몸이 무겁다······' 하는 단계에서 자연 요법으로 컨디션을 회복시키려고 에르보리스테리아를 찾는 사람이 많습니다. 병원에서 진단받은 후에도 근본적으로 체질을 개선하고자, 혹은 의학적 치료의 보조 수단으로 적극적으로 식물요법을 선택하는 사례도 흔합니다.

'갱년기 얼굴 화끈거림이 줄었다', '혈액 검사에서 정상치가 나왔다', '푹 자게 되었다', '피곤이 풀리면서 몸이 가벼워졌다' 등 긍정적인 반응을 보이는 고객이 많습니다. 프랑스에서 허브는, 기호품으로서뿐 아니라 몸 컨디션 개선에 톡톡히 한몫하는 훌륭한 약용 식물이라는 인식이 강합니다.

우선은 어렵게 생각하지 말고 하나라도 좋으니 식물이 가진 힘을 생활 속에서 체험해보세요. 당신의 컨디션을 망치는 몸속 불균형을 바로잡고 균형 잡힌 몸으로 변화시키는 식물의 힘을 경험하게 될 테니까요.

스페셜 관리법으로 아름다움의 격을 높인다

늘 젊고 건강한 삶을 꿈꾸는 당신을 위해
마지막으로 비장의 스페셜 관리법을 소개하려고 합니다.
고대 인도의 전통 의학인 아유르베다에서
'궁극의 노화 방지법'이라고 불리는 요법으로,
전신 오일마사지 후 목욕으로 마무리하는 방법입니다.
언제까지나 아름답고 싶나요?
그렇다면 일단 도전해보세요.

오일+목욕으로 스페셜 관리

이번에 소개할 스페셜 관리법은 전신 오일마사지와 목욕이 한 세트입니다. 일반적으로 마사지는 목욕 후에 하지만, 여기서 참고한 인도의 전통 의학 '아유르베다Āyurveda'에서는 오일마사지 후 따뜻한 곳에서 오일을 침투시킨 뒤 씻어내는 것이 특징입니다.

PART 2에서 소개한 관리법 3 '질 주위 마사지'와 함께하면 더 효과적입니다. 질뿐 아니라 몸 전체가 기분 좋게 따뜻해집니다.

방법은 간단합니다. 우선 따뜻한 욕실에서 전신을 오일마사지 합니다.

다음으로 샤워나 수건으로 몸을 부드럽게 문지르며 오일을 가볍게 씻어낸 뒤 욕조에 몸을 푹 담급니다. 그러면 전신이 따뜻해지면서 림프도 자극을 받아 오일 성분이 몸 구석구석으로 퍼집니다. 오일이 땀과 함께 독소를 배출시킬 뿐 아니라 피부도 깨끗해지기 때문에 여성이면 누구나 좋아할 만한 관리입니다. 그래서 아유르베다에서는 이 스페셜 관리법을 '궁극의 노화 방지법'이라고 부릅니다.

천천히 정성스럽게
아름다움을 가꾼다

PART 2에서 소개한 질 주변 마사지와 골반저근 강화
운동은 매일 꾸준히 해야 효과가 나타납니다. 이처럼
매일은 아니지만 시간 여유가 생기면 스페셜 관리도
해보세요. 몸과 마음이 안정될 뿐 아니라 온몸이
따뜻해지기 때문에 노화 방지에도 좋습니다.

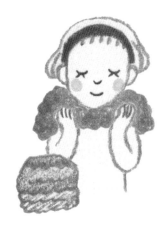

주의!
사용 전에 반드시 사용할 오일로 패치 테스트를 합시다!
1   소량을 덜어 팔 안쪽 피부에 바릅니다.
2   잠시 그대로 둔 뒤 붉은 기나 발진 등이 생기는지 확인합니다.

1 전신 오일마사지

피부에 닿은 오일은 몸 안으로 스며듭니다. 오일이 스며들기까지 15분 정도 기
다립니다. 오일마사지를 하면 혈색이 좋아지고 피로가 회복되며 잠을 잘자는 등
여러 모로 긍정적인 효과가 많습니다.

→ 178쪽~

2 목욕 마사지

욕조에 몸을 담가 혈류가 좋아진 상태에서 마사지를 하면 냉증이 해소되고 신진
대사가 활발해집니다. 마사지할 때는 노폐물의 배출구인 림프절을 의식하세요.
또 몸 여기저기에 존재하는 혈자리와 혈자리를 잇는 경로를 따라 마사지하면 혈
류 흐름도 좋아집니다.

→ 186쪽~

스페셜 관리법 1

오일마사지로 촉촉함&혈류 개선

몸이 차가우면 효과가 반감하므로 미리 욕실 전체를 따뜻하게 덥힙니다. 스페셜 관리법은 세제나 비누를 사용하지 않고 오일로 몸의 더러움을 씻어내는 것이 포인트지만, 그래도 신경이 쓰인다면 가볍게 샤워해 더러움을 제거합니다.

자, 이제 전신 오일마사지 차례입니다. 손에 오일 적당량^{500원 동전 정도의 크기}을 덜어 양손으로 비벼 따뜻하게 데운 뒤 온몸 구석구석에 마사지하듯 바릅니다.

준비물

마사지오일은 75쪽 질 주변 마사지에서 사용한 오일과 동일합니다. 인터넷 쇼핑몰 등에서 쉽게 구입할 수 있으므로 기호에 맞게 고르면 됩니다.

참깨오일

전신은 물론 질과 귀, 코 등에 넣어도 괜찮기 때문에 아유르베다에서는 참깨오일이 오일마사지에는 가장 적합하다고 여깁니다. 식용 참기름이 아닌 피부 관리용을 사용합니다.

스위트아몬드오일

피부를 부드럽게 하고 수분이 피부 밖으로 빠져나오지 못하도록 꽉 잡아주기 때문에 건성 피부에게 추천합니다. 이 밖에도 여드름과 미백, 기미 예방·개선 등의 효과를 기대할 수 있습니다. 정제도가 높은 제품을 사용하도록 합니다.

주의!
- 오일은 산화되지 않은 신선한 제품을 사용하세요.
- 오일은 서늘하고 어두운 곳에 보관하세요.
- 임신 준비 중이거나 임신 중인 사람은 반드시 전문가의 지도가 필요합니다.

박박 문지르지 말고 부드럽게 손바닥으로 쓸어내리듯 가볍게 바릅니다. 잘 발라지지 않으면 오일을 더 덜어 사용합니다.

시간이 없을 때는 하복부, 질, 허리와 엉덩이 주변, 다리에만 발라도 충분합니다. 이 부분만 마사지해도 골반 주위가 따뜻해져 질에도 좋은 영향을 줍니다. 몸에 오일이 스며들면 표면에 남은 오일을 수건이나 샤워로 가볍게 씻어냅니다. 아니면 그대로 욕조에 들어가도 좋습니다.

단, 오일마사지는 컨디션이 나쁠 때나 생리 시작 후 3일간은 피합니다. 식후 바로도 안 됩니다. 임신 중, 지병이 있는 경우 등도 의사와 상담한 후에 해야 합니다.

얇은 수건

오일마사지 후 오일을 가볍게 제거하는 데 사용합니다. 온천수건이나 가제수건 등 얇은 제품이 사용감이 좋습니다. 실크나 면으로 만든 목욕용 장갑도 추천합니다.

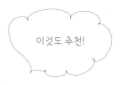

이것도 추천!

풋 커버

오일을 바른 발로 걸으면 미끄러질 수 있으므로 걱정이 된다면 풋 커버를 신습니다. 면이나 실크 등 천연소재가 좋습니다. 세탁할 번거로움이 없는 일회용 종이 슬리퍼를 사용해도 괜찮습니다.

스크럽용 파우더

피부에 오일이 남을까봐 걱정이라면 스크럽 효과가 있는 파우더나 클레이 분말로 제거하면 됩니다. 인터넷 쇼핑몰이나 내추럴 피부 관리 매장에서 구입할 수 있습니다.

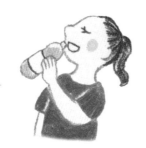

마사지 전에 물을 마시면 림프 흐름이 좋아집니다. 입욕 중에도 수분을 보충해 땀을 충분히 흘리도록 합시다.

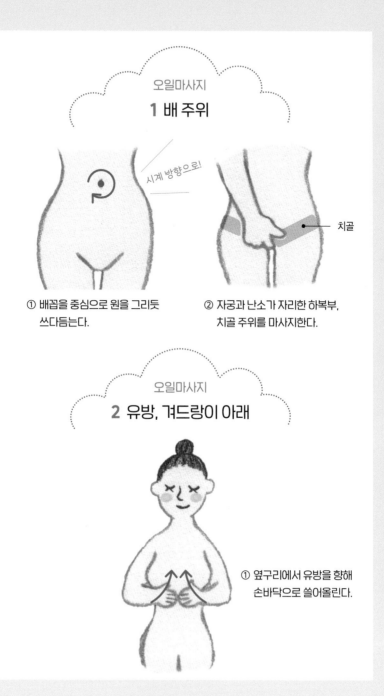

오일마사지

1 배 주위

시계 방향으로!

치골

① 배꼽을 중심으로 원을 그리듯 쓰다듬는다.

② 자궁과 난소가 자리한 하복부, 치골 주위를 마사지한다.

오일마사지

2 유방, 겨드랑이 아래

① 옆구리에서 유방을 향해 손바닥으로 쓸어올린다.

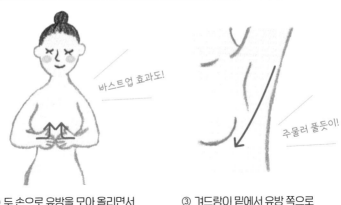

바스트업 효과도!

주물러 풀듯이!

② 두 손으로 유방을 모아 올리면서
유방 전체에 오일을 바른다.

③ 겨드랑이 밑에서 유방 쪽으로
오일을 바른다.

오일마사지

3 팔

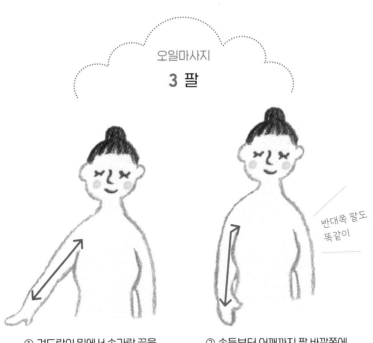

반대쪽 팔도
똑같이

① 겨드랑이 밑에서 손가락 끝을
향해 팔 안쪽에 오일을 바른다.

② 손등부터 어깨까지 팔 바깥쪽에
오일을 바른다.

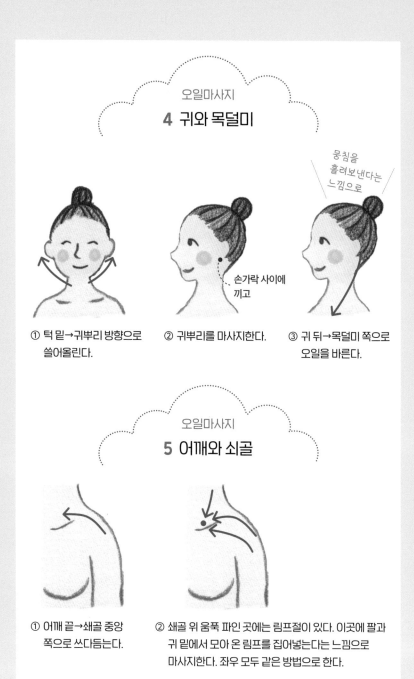

오일마사지

4 귀와 목덜미

뭉침을
흘려보낸다는
느낌으로

손가락 사이에
끼고

① 턱 밑→귀뿌리 방향으로
쓸어올린다.

② 귀뿌리를 마사지한다.

③ 귀 뒤→목덜미 쪽으로
오일을 바른다.

오일마사지

5 어깨와 쇄골

① 어깨 끝→쇄골 중앙
쪽으로 쓰다듬는다.

② 쇄골 위 움푹 파인 곳에는 림프절이 있다. 이곳에 팔과
귀 밑에서 모아 온 림프를 집어넣는다는 느낌으로
마사지한다. 좌우 모두 같은 방법으로 한다.

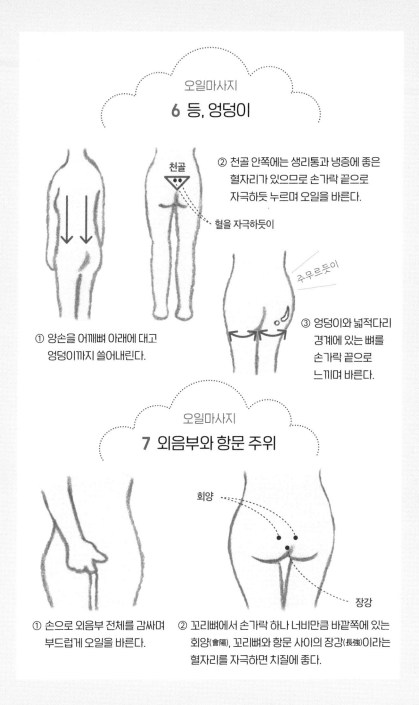

오일마사지

6 등, 엉덩이

천골

② 천골 안쪽에는 생리통과 냉증에 좋은
혈자리가 있으므로 손가락 끝으로
자극하듯 누르며 오일을 바른다.

혈을 자극하듯이

주무르듯이

① 양손을 어깨뼈 아래에 대고
엉덩이까지 쓸어내린다.

③ 엉덩이와 넓적다리
경계에 있는 뼈를
손가락 끝으로
느끼며 바른다.

오일마사지

7 외음부와 항문 주위

회양

장강

① 손으로 외음부 전체를 감싸며
부드럽게 오일을 바른다.

② 꼬리뼈에서 손가락 하나 너비만큼 바깥쪽에 있는
회양(會陽), 꼬리뼈와 항문 사이의 장강(長强)이라는
혈자리를 자극하면 치질에 좋다.

8 다리

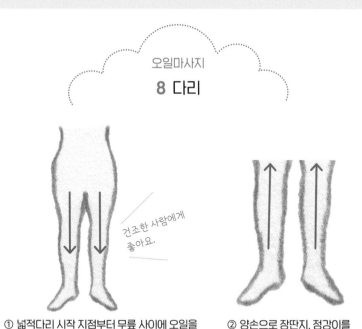

건조한 사람에게
좋아요.

① 넓적다리 시작 지점부터 무릎 사이에 오일을
쓰다듬듯 바른다. 무릎이 까칠까칠한 사람은
손바닥으로 감싸듯 바른다.

② 양손으로 장딴지, 정강이를
쓸어 올리며 오일을 바른다.

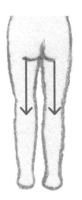

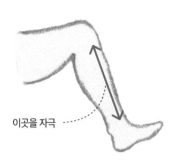

이곳을 자극

③ 엉덩이 밑에서 오금 사이에도
오일을 바른다.

④ 정강이 안쪽에는 자궁의 경락(혈자리 경로)이
있으므로 손가락 끝으로 자극하면서 바른다.

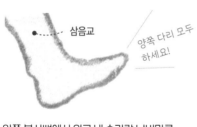

삼음교

양쪽 다리 모두
하세요!

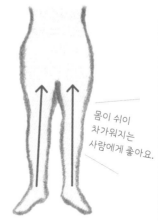

몸이 쉬이
차가워지는
사람에게 좋아요.

⑤ 안쪽 복사뼈에서 위로 네 손가락 너비만큼
떨어진 곳에는 여성의 컨디션을 회복시키는
삼음교(三陰交)라는 혈자리가 있다. 손가락
끝으로 자극하듯 오일을 바른다.

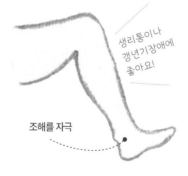

생리통이나
갱년기장애에
좋아요!

조해를 자극

⑥ 다리 전체를 감싸듯이 오일을
바른다.

⑦ 안쪽 복사뼈에서 엄지손가락
너비만큼 아래 우묵한 곳에는
여성생식기와 관련이 있는
조해(照海)라는 혈자리가 있다.
손가락 끝으로 자극하면서 바른다.

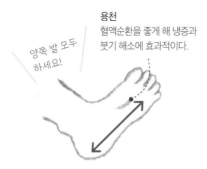

용천
혈액순환을 좋게 해 냉증과
붓기 해소에 효과적이다.

양쪽 발 모두
하세요!

⑧ 발바닥을 엄지손가락으로
자극하면서 손을 앞뒤로 움직여
전체를 마사지한다. 발바닥의
움푹 들어간 곳 위에 있는
용천(湧泉)은 기력과 체력이
샘솟는 혈자리다.

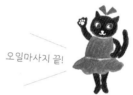

오일마사지 끝!

목욕으로 몸 안쪽부터 따뜻하게!

전신에 오일마사지를 해 혈류와 림프 흐름이 좋아지면 욕조에 들어갑니다. 천천히 온몸이 따뜻해지면서 오일 성분이 몸 구석구석까지 퍼집니다.

평소 샤워만 하는 사람도 스페셜 관리 시에는 욕조에 느긋이 몸을 담급니다. 피곤한 몸에 활력이 도는 것을 느낄 수 있습니다.

욕조에 들어가기 전 먼저 샤워를 해 몸에 묻은 오일을 제거합니다. 아니면 젖은 수건으로 가볍게 문지르기만 해도 충분합니다. 굳이 완전히 제거하려고 애쓰지 않아도 됩니다.

이제 욕조에 몸을 담급니다. 온도는 기분 좋을 정도가 적당합니다. 너무 뜨거우면 오래 담글 수 없으므로 최고 40도 정도로 미지근한 물이 좋습니다.

입욕 시에는 어깨까지 물속에 담가 목·어깨 주위를 확실히 데웁니다. 따뜻한 물에 잠긴 편안함을 맛보면서 천천히 심호흡하세요. 깊은 복식호흡을 하면 부교감신경이 자극되어 마음이 안정됩니다.

10~15분 정도 담근 후 다시 한번 손바닥으로 전신을 마사지하면서 림프를 흘려보냅니다.

목욕하면서 마사지

림프관은 피부 바로 밑을 달리고 있기 때문에 강하게 누르면 오히려 흐름이 정체되고 맙니다.
림프 흐름을 따라 쓰다듬는 정도로 충분합니다. 전신 마사지는 기분 좋을 정도로만 합니다.

우리 몸의 주요 림프

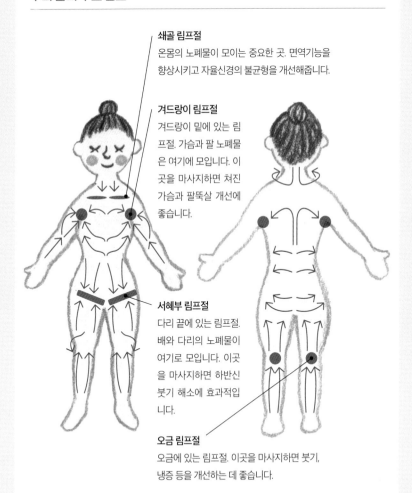

쇄골 림프절
온몸의 노폐물이 모이는 중요한 곳. 면역기능을
향상시키고 자율신경의 불균형을 개선해줍니다.

겨드랑이 림프절
겨드랑이 밑에 있는 림
프절. 가슴과 팔 노폐물
은 여기에 모입니다. 이
곳을 마사지하면 처진
가슴과 팔뚝살 개선에
좋습니다.

서혜부 림프절
다리 끝에 있는 림프절.
배와 다리의 노폐물이
여기로 모입니다. 이곳
을 마사지하면 하반신
붓기 해소에 효과적입
니다.

오금 림프절
오금에 있는 림프절. 이곳을 마사지하면 붓기,
냉증 등을 개선하는 데 좋습니다.

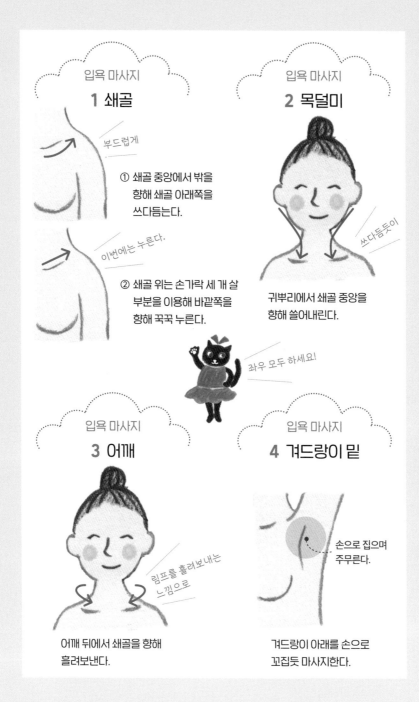

입욕 마사지
1 쇄골

부드럽게

① 쇄골 중앙에서 밖을 향해 쇄골 아래쪽을 쓰다듬는다.

이번에는 누른다.

② 쇄골 위는 손가락 세 개 살 부분을 이용해 바깥쪽을 향해 꾹꾹 누른다.

입욕 마사지
2 목덜미

쓰다듬듯이

귀뿌리에서 쇄골 중앙을 향해 쓸어내린다.

좌우 모두 하세요!

입욕 마사지
3 어깨

림프를 흘려보내는 느낌으로

어깨 뒤에서 쇄골을 향해 흘려보낸다.

입욕 마사지
4 겨드랑이 밑

손으로 집으며 주무른다.

겨드랑이 아래를 손으로 꼬집듯 마사지한다.

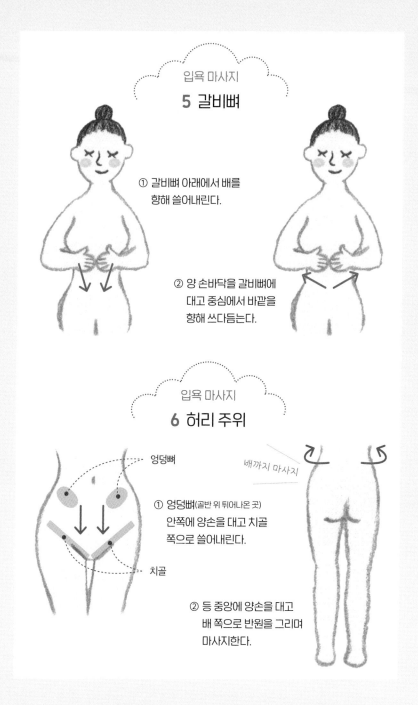

5 갈비뼈

① 갈비뼈 아래에서 배를
향해 쓸어내린다.

② 양 손바닥을 갈비뼈에
대고 중심에서 바깥을
향해 쓰다듬는다.

입욕 마사지

6 허리 주위

엉덩뼈

배까지 마사지

① 엉덩뼈(골반 위 튀어나온 곳)
안쪽에 양손을 대고 치골
쪽으로 쓸어내린다.

치골

② 등 중앙에 양손을 대고
배 쪽으로 반원을 그리며
마사지한다.

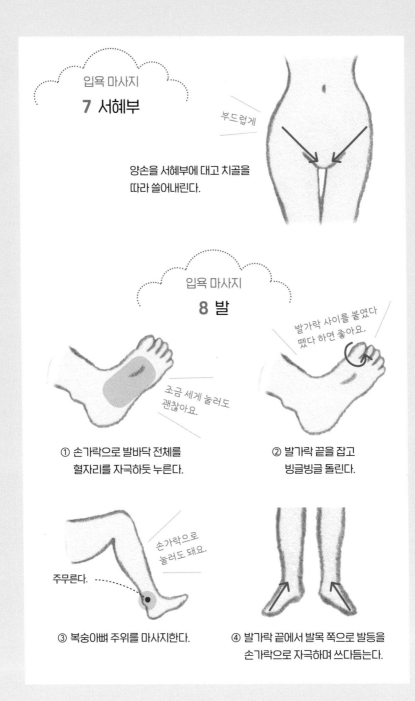

입욕 마사지

7 서혜부

부드럽게

양손을 서혜부에 대고 치골을
따라 쓸어내린다.

입욕 마사지

8 발

발가락 사이를 붙였다
뗐다 하면 좋아요.

조금 세게 눌러도
괜찮아요.

① 손가락으로 발바닥 전체를
혈자리를 자극하듯 누른다.

② 발가락 끝을 잡고
빙글빙글 돌린다.

손가락으로
눌러도 돼요.

주무른다.

③ 복숭아뼈 주위를 마사지한다.

④ 발가락 끝에서 발목 쪽으로 발등을
손가락으로 자극하며 쓰다듬는다.

입욕 마사지

9 무릎

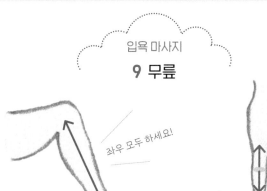

좌우 모두 하세요!

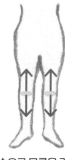

① 정강이 뼈와 근육 사이를 양 엄지손가락으로
누르며 복사뼈에서 무릎 쪽으로 쓰다듬는다.

② 양손으로 무릎을 감싸고
위아래로 가볍게 문지른다.

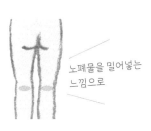

노폐물을 밀어넣는
느낌으로

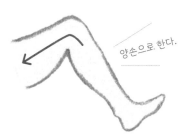

양손으로. 한다.

③ 오금에 손가락 네 개를
대고 누른다.

④ 무릎 안쪽에 양손을 대고 가랑이를 향해
쓸어올린다. 좌우 모두 같은 방법으로 한다.

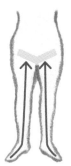

서혜부에 밀어넣는다.

⑤ 마지막으로 발끝에서 무릎,
안쪽 허벅지를 지나며 모은
림프를 서혜부에 밀어넣는
느낌으로 마사지한다.

스페셜 관리 끝!
수고하셨습니다!

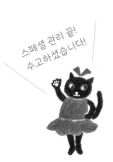

의료감수

세키구치 유키 関口由紀

여성비뇨기과전문의로 여성의료 클리닉 LUNA 그룹 이사장이다. 1989년 일본의 야마가타대학 의학부를 졸업하고 2003년부터 요코하마시립대학 의학부 비뇨기과에서 여성비뇨기 외래를 담당했다. 현재 요코하마시립대학 의학부 비뇨기과 객원교수다.

2005년에 '요코하마 모토마치 여성의료 클리닉 LUNA'를 개원했다.

현재 여성의료 클리닉 LUNA 그룹의 총수로서, 요코하마와 오사카에 여성의료전문 클리닉(여성의료 클리닉 LUNA 요코하마모토마치, 넥스트 스테이지, 신사이바시)을 운영 중이다.

여성이 나이에 구애받지 않고 건강하고 아름답게 생활할 수 있도록 최고의 지원을 아끼지 않는 클리닉으로 만드는 것이 목표다.

2011년 10월에 방송된 NHK '아사이치'라는 프로그램의 섹스리스 특집편에서 소개한 '질 트레이징'이 큰 반향을 불러일으켰다. 그후에도 TBS 계열 '하나마루 마켓'을 비롯해 각 미디어에서 '질 트레이닝'을 소개해온 '질 트레이닝'의 일인자다.

저서로는 『カラダがときめく ちつトレ』,『自分で治す! 頻尿・尿もれ』외에 다수가 있다.

www.luna-clinic.jp

참고문헌

• 『カラダがときめく ちつトレ！』 関口由紀著(アスコム)
• 『骨盤底筋マジック』 関口由紀監修, 原田優子監修, 松岡博子監修, 仁平美香監修(辰巳出版)
• 『女性ホルモンの力でキレイをつくる本』 関口由紀監修(朝日新聞出版)
• 『快体新書心もからだも潤す方法ーアラフィフ女性の生と性』 ユウコ著, 関口由紀監修(平原社)
• 『立ち方を変えたら体がたちまちキレイになった』 YUKO著(日本文芸社)
• 『枯れないからだ』 森田敦子著(河出書房新社)
• 『相談しにくい ちつとカラダの話』 森田敦子監修, 大田博明医療監修(朝日新聞出版)
• 『ちつのトリセツ 劣化はとまる』 原田純著, たつのゆりこ監修(径書房)
• 『骨盤調整ヨガ』 高橋由紀著(サンマーク出版)
• 『やせたいなら肛筋を鍛えなさい』 女嬢由紀子著(KADOKAWA)
• 『これってへん？ー女のこのからだの悩み解決100』 赤枝恒雄著(しょういん)

감수

YUKO 다카하타 유코 高畑祐子

요가/임산부·산후 요가/골반조정 인스트럭터

대학 졸업 후 종합상사에 취직했으나 스트레스로 입원한 뒤 회사를 그만두고 미지의 세계였던 요가의 길로 접어들었다. 요가 인스트럭터 양성소 졸업 후에도 관심이 가는 워크숍과 세미나, teacher 트레이닝 등에 참가해 지금도 지식, 기술을 습득 중이다. 현재 진행 중인 이벤트 클래스에서는, 학교에서는 배울 수도 없고 가르쳐주지도 않는 삶의 중요한 가치들을 '신나게 사는 법'이라는 이름 아래 요가를 통해 발신 중이다. 2017년 1월 장남을 출산하면서 임신과 출산이 여성의 몸을 어떻게 변화시키는지 오롯이 느꼈다. 어떻게 하면 인생의 마지막 순간까지 삶을 즐길 수 있을지를 고민하며 일상의 모든 관점에서 여러 방법을 제안하고 실천하고자 애쓰고 있다.

저서로『立ち方を変えたら、体がたちまちキレイになった』가 있다.

Instagram@y1735k

감수

갈루아즈 가오리

약제사/프랑스 식물요법사(Phyto-aromathérapeute)

일본 니가타약과대학 졸업 후 여러 조제약국에서 근무했다. 일본에서 약제사로 일하면서 심한 생리전증후군과 불면증에 시달릴 때 식물요법을 만나 약에 의존하기보다 컨디션을 고르게 하는 것이 중요하다는 사실을 깨달았다. 이후 식물요법 선진국인 프랑스에서 일하겠다는 꿈을 가지고 2016년에 파리 제5대학 약학부에서 DIU Phytothérapie-aromathérapie를 수료했다. 현재 파리 팔레 루아얄의 약초전문점 Herboristerie du Palais Royal에서 근무하며 개인 상담을 하고 있다.

Instagram@galloisekaorie

www.inphyto.fr